三代世医宗修英医案医话集

李 丽 主编

U0301915

中国中医药出版社
·北 京·

图书在版编目（CIP）数据

三代世医宗修英医案医话集 / 李丽主编 . —北京：中国中医药
出版社，2014.1
ISBN 978-7-5132-1679-1

Ⅰ.①三… Ⅱ.①李… Ⅲ.①中医内科—医案—汇编—
中国—现代 ②中医内科—医话—汇编—中国—现代 Ⅳ.① R25

中国版本图书馆 CIP 数据核字（2013）第 253283 号

中 国 中 医 药 出 版 社 出 版
北京市朝阳区北三环东路 28 号易亨大厦 16 层
邮政编码 100013
传真 010 64405750
北京亚通印刷有限责任公司印刷
各地新华书店经销
*
开本 710×1000 1/16 印张 13.5 彩插 0.5 字数 195 千字
2014 年 1 月第 1 版 2014 年 1 月第 1 次印刷
书号 ISBN 978-7-5132-1679-1
*
定价 35.00 元
网址 www.cptcm.com

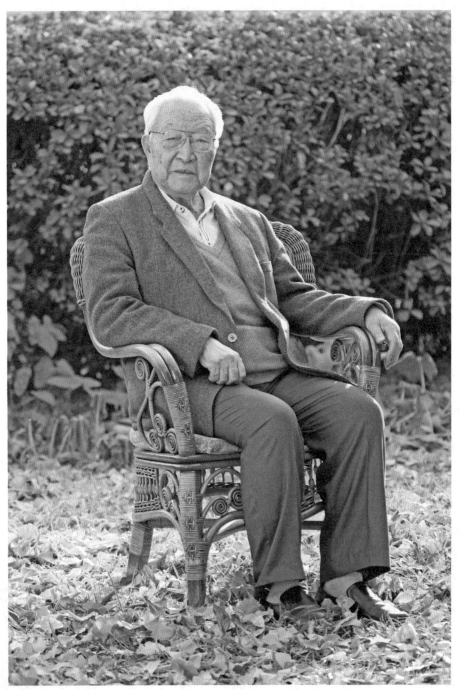

宗修英

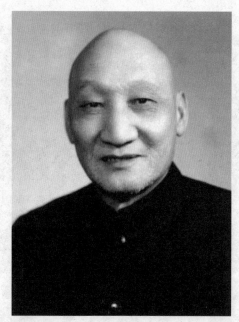

宗维新

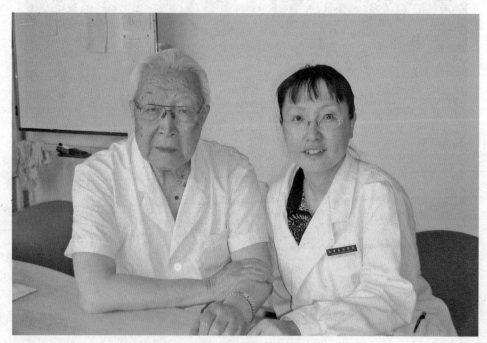

宗修英与北京友谊医院中医科李丽主任

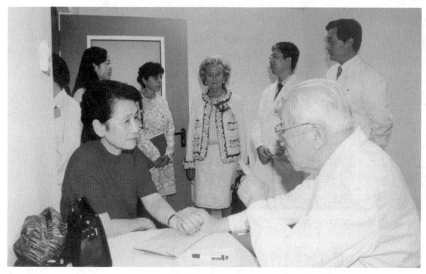

法国总统希拉克夫人参观中医科门诊

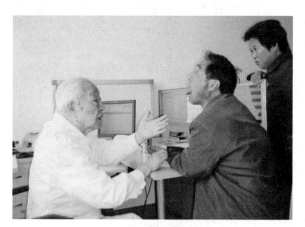

望舌诊脉

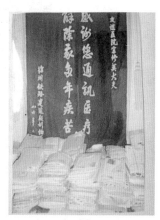

通讯医疗的来往书信

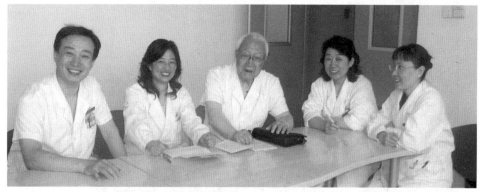

左起：宗文汇、谢燕芳、宗修英、赵喜俊、李丽

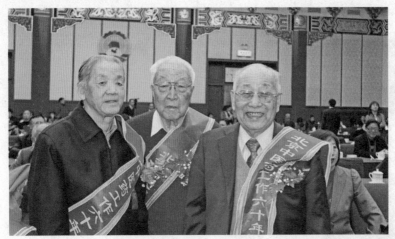

宗修英与国医大师路志正（左）、金世元（右）

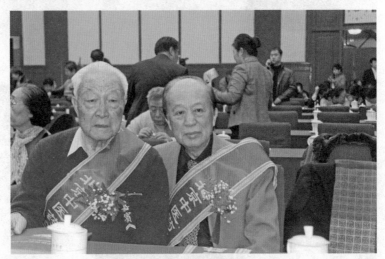

宗修英与陈文伯

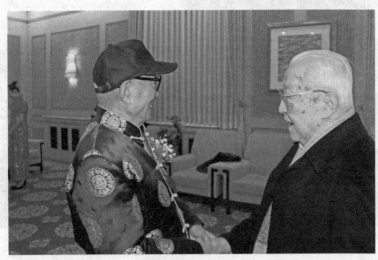

宗修英与颜振华

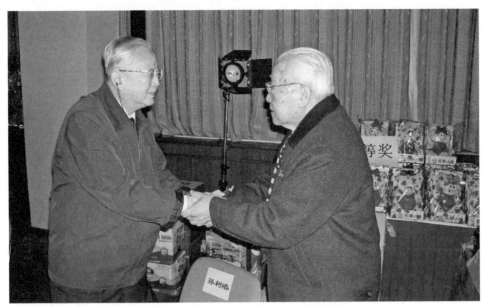

宗修英与北京友谊医院王宝恩院长

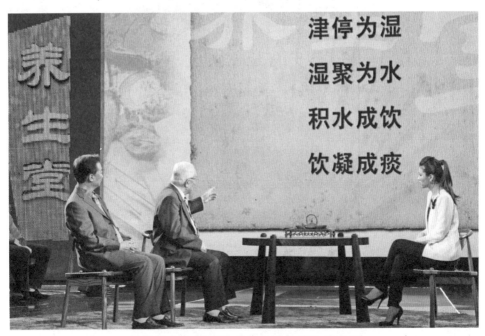

津停为湿
湿聚为水
积水成饮
饮凝成痰

宗修英在北京卫视《养生堂》节目讲痰湿

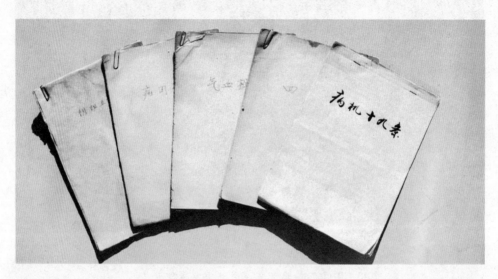

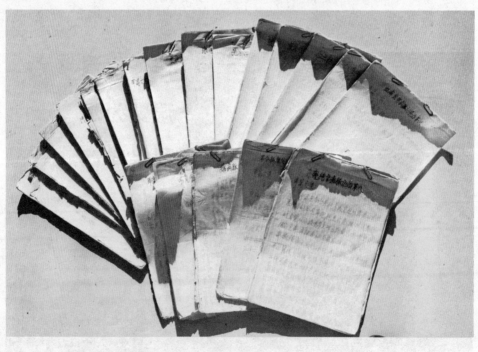

宗修英读书笔记及教课讲义手稿

坎坷半生春秋却霊渡素霊智
未精活人尚之術著述少且粗愧
對古聲譽嗟此白的翁頼有賢良
婦継在劫難中末虞盐和醋幸免
操薪憂衣食無瞻頋但願山水長
羸溥青春去寄語兒孫勿以家
為援
丙寅六十書悵 宗修英

夫君子之行静以修身
儉以養廉非澹泊無以明
志非寧靜無以致遠
辛巳年小寒　宗修英書于西紅門

有志者事竟成破釜沉舟
百二秦關終屬楚苦心人天
不負卧薪嘗膽三千越甲可
吞吳
戊子驚蟄　修英
蒲松齡自勉聯

宗修英书法作品

《三代世医宗修英医案医话集》
编 委 会

内容提要

宗修英教授为三代祖传世医，曾先后于名老中医宗维新、赵树屏、张菊人门下学习，在北京中医医院内科从事消化、血液、神经、肝病、肾病等学科的临床研究二十余年。本书收录宗修英教授从医五十余年来主要的经典医案，其以"痰湿"立论治疗脾胃病、月经病具有独到见解，并对血液病、肾脏疾病治疗颇有经验，可为中医临床论治作参考用。

宗修英自序

　　余本木讷而乏返三之资，幸生于医家，朝夕聆听家父课徒之谆谆教诲及众师兄读经之朗朗音声，每日患者盈门之景象及家父奔走病家之劬劳身影仍记忆犹新。待吾稍长乃延师塾读经史，习作诗词歌赋。及冠方学理化，考入高中、辅仁，习国文专业。

　　结业后，吾遵父命学医五载，转入北京中医医院工作。彼时北京中医医院名医云集，吾先拜在名医赵树屏先生门下，又于1958年市政府拜师活动中，拜医院顾问张菊人先生为师。余随诸师临证内科，翻阅名家医案，不拘一家之言学其特长，故疗效日增，患者日达百余。

　　1957～1958年北京流行乙脑，余侍诊蒲辅舟、方药中、郭可明、陈苏生等名老身侧，聆听他们诊治重症患者，于分析病情、选方用药与总结病历上获益匪浅。1959年吾随家父研治再生障碍性贫血、血小板减少等血液病，历约五年，归纳贫血辨证四个证型，研制生血散1、2、3号，疗效初见端倪，却中断于文化大革命。浩劫中，举家还乡劳动六年，吾虽手皲肤裂，日餐两稀，仍为农民送医进户，此为医之本不敢稍忘也。吾所惜者，家藏经史医集及家父多年医案毁于一旦，呜呼痛哉！

　　平反回京后，吾曾于京郊、延安巡回医疗，1975年调任北京友谊医院中医科主任，行临床教学工作。又有老少边穷地区患者来函寻医问药，吾坚持通讯医疗答复信件两万四千余封并代患者配药寄药多年。

　　1989年前后，吾受邀赴日本岛津医院指导晓高修司博士临床诊疗，后又赴韩会诊，访问泰国。吾虽受评门诊服务标兵、北京市劳动模范，被选为政协委员、北京文史研究馆馆员，而为医不敢稍懈、修身以求诚敬，唯战战兢兢、如履薄冰耳。临证多年，吾觉内、妇、儿、皮科患者多有痰湿之证，故撰文探讨，2011 年在北京卫视《养生堂》中亦略作陈述。

光阴荏苒，转瞬吾已届耄耋，回顾一生，深悔神敏体壮时未能勤于著述，暮年昏聩体衰而难成句读。正如吾在《六十抒怀》中所记："坎坷已半生，春秋却虚度，素灵习未精，活人尚乏术，著述少且粗，愧对空声誉……"每扪心自问，唯有"四最"、"三不怕"尚堪自慰：上班最早，下班最晚，病号最多，睡眠最少；不怕寒暑，不怕跑路，不怕患者啰嗦。

平平一生，无所建树。而今中医科为我整理医案，深为感激！望本书能对临床有所资助。

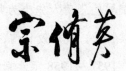

2013 年夏

目 录

宗修英小传

    学术生涯 …………………………… 2

    学术渊源 …………………………… 5

    学术思想 …………………………… 12

医　案

    发　　热 ……………………………… **23**

    病毒性感冒 ………………………… 25

    小儿感冒 …………………………… 27

    猩红热 ……………………………… 29

    嚼肌蜂窝织炎 ……………………… 31

    阑尾炎 ……………………………… 33

    外伤后发热 ………………………… 35

    脑　　病 ……………………………… **37**

    脑　炎 ……………………………… 39

    病毒性脑膜脑炎 …………………… 41

    癫痫大发作 ………………………… 44

    脑血栓角回综合征 ………………… 45

    多发性脑脓肿 ……………………… 49

    失　眠 ……………………………… 53

    郁　证 ……………………………… 54

脾胃病 ··· **57**

    腹　痛 ··································· 67

    便　秘 ··································· 69

肾系疾病 ······································· **75**

    慢性肾小球肾炎 ····················· 76

血　证 ··· **87**

    原发性血小板增多症 ············· 88

    血小板减少性紫癜 ················· 93

    血卟啉病 ····························· 95

月经病 ··· **97**

    月经先期 ····························· 99

    月经后期 ····························· 110

    月经先后无定期 ····················· 120

    崩　漏 ··································· 127

    痛　经 ··································· 132

    闭　经 ··································· 142

    更年期综合征 ························· 151

不孕不育 ······································· **159**

医　话

    中医学与医德 ························· 174

    精神作用在医疗中的重要性 ······· 183

    中药对人体有副作用吗 ············· 186

    老年人暑期防病须知 ··············· 188

    几种常见病的简易疗法 ············· 190

    应用白头翁之点滴体会 ············· 194

    论"真湿假燥"证 ··················· 201

参考文献 ··· **205**

宗修英小传

学术生涯

宗修英先生 1926 年出生于祖传世医之家，其祖父宗世明（1847—1935）、父亲宗维新（1900—1975）均为北京地区著名老中医，家学深厚，学识渊博，经验丰富。宗修英先生 1948 年开始在北平辅仁大学中文系攻读中国古典文学，习诵四书五经、诸子百家，由此打下了坚实的古汉语基础，为今后深入学习中国古代医学典籍创造了便利条件。他自幼聆听家中长辈谈医论药，亲眼目睹了他们的医疗风范和中医药的临床疗效，对中医产生了浓厚的兴趣。宗修英先生长期侍诊父亲宗维新左右，认真研读《黄帝内经》、《伤寒杂病论》、《神农本草经》、《温热条辨》、《温热经纬》等经典著作，并勤于翻阅医学期刊以融汇新知。

1956 年宗修英先生进入今北京中医医院工作，任内科临床医师，从事消化、血液、神经、肾病、肝病等学科的临床治疗与研究。他在临床实践中广泛应用中医诊疗诸法，在父亲宗维新的指导下继承了家学中治疗血液病及妇科病的经验。此后，宗修英有幸拜在名老中医赵树屏、张菊人门下深造学习，得到诸多教诲，受益颇深。

1966 年文化大革命开始后宗修英随父亲宗维新被遣回原籍西红门劳动。在劳动期间坚持和父亲一起为乡亲们义务治病，为其今后的临床工作打下了坚实的基础。1972 年宗修英为红星公社举办赤脚医生中医学习班，学员多达百余名。1973 年 3 月 21 日经北京市委落实政策，调回北京中医医院内科工作。

1975 年宗修英被北京友谊医院借调到院办西医学习中医班任教一年余，继而于 1976 年调至北京友谊医院中医科，任讲师、中医科主任。通过长期中医临床、教学工作，宗修英先生医疗和教学能力得到全面提升，被医院聘为主任医师、副教授和医院专家委员会委员。1979 年前后宗修英先生连续举办数期北京友谊医院"西学中"班、厂矿学习班、社区班、护理班，讲解《内经》《中医内科学》等，培训了大批学员，其后赴陕西延安参加延安地区神经内科医师学习班，为"陕西延安西学中提高班"西医学员讲解中医基础及临床课程。宗修英一直坚持为首都医科大学二系进行理论授课与临床带教，为培养中西医结合人才作出了巨大努力。

为了照顾远近郊区的农民和外省市慕名而来的患者，宗修英先生采取早上班、晚下班的加班方式为他们细致诊治，经常连续工作数个小时，使患者满意而归。他以身作则，带领全科室医生开展外宾门诊、男性不育专病门诊和家庭病床等，以更好地为患者服务。他的辛勤工作和临床疗效得到了患者的广泛肯定，1984 年宗修英先生被评为北京市卫生局门急诊医务人员文明服务标兵、北京市劳动模范。为了使更多无条件来京就医的外地患者能看上病、治好病，在通讯尚不发达的八九十年代，宗修英先生摸索总结出一套通过书信往来问病治病的"通讯医疗"方法，免费为全国 28 个省市自治区和十余个国家的患者回信解答问题，开方遣药近两万件次，有时还要代患者买药、配药、寄药，治愈患者逾千，为首都医生赢得了声誉。《人民日报》《北京日报》及全国各地多家报刊介绍了他的通讯医疗事迹，中央电视台《东方之子》栏目也对此进行了专题报道。面对荣誉，宗修英先生常引用两句话"医乃仁术"，"人命至重，贵于千金，一方济之，德逾于此"用以自勉并教导生徒。

宗修英先生在从事繁忙的临床医疗和工作的同时，还担任多项社会任职，促进了中医药的学术交流。1985 年宗修英先生被华侨文化福利基金会、北京中医学会聘为北京中医华侨咨询部理事会理事，1986 年被人民卫生出版社聘为《中国农村医学》第二届特约审稿人，1989 年被北京中医学会第七届理事会推选为内科专业学会委员、《北京中医》第二届编辑委员会编委，1990年被聘为中国民间中医医药研究开发协会第二届常务理事会理事，1991年被北京市宣武区科学技术协会聘为中医（中西医结合）分会名誉主任委员，1995年2月25日任北京市政协文史资料委员会委员，1999年6月22日任北京中医药学会第七届理事会理事，2001年被《北京中医》杂志第三届编辑委员会推选为编委会委员。他还曾任《中医临床与保健》杂志编委、中国民间中医药研究开发协会和传统医学文化委员会顾问等职。

宗修英先生在繁忙的临床工作之余，积极参加各项学术活动。1991年3月，宗修英先生受韩国医院协会邀请，赴韩进行中医药国际学术交流。他还先后参加全国第二届、第四届中医血证学术研讨会。1993年7月10日北京举办首都绿色文化系列活动，宗修英先生的书法作品"根深叶茂，本固枝荣，神州大地，郁郁葱葱"入选并上石刻碑，立于首都绿色文化碑林。

1997年，宗修英先生被中华人民共和国人事部、卫生部、国家中医药管理局确定为全国老中医药专家学术经验继承指导老师。为促进科室内老中青医生的学术交流，宗修英先生在科内组织了形式多样的学术活动，或病例讨论，或经验交流，或请科内医师作专题讲座。宗修英先生非常重视中医病案的书写和记录，经常仔细地检查批改科内医师的病案，发现问题则及时指正。在多年的培养传承工作中，宗修英先生言传身教、细心培育、耐心教导，培养出以赵喜俊、谢燕芳、宗文汇三位师带徒传承人为骨干，多名中青年医师为主体的传承队伍。宗修英的学术继承人始终坚持在一线工作，开展了痰湿病、脾胃病、呼吸病、肾病、妇科病等专科门诊及专家门诊，将宗修英先生的学术思想和诊疗经验在临床诊疗、教学和科研中加以继承和发挥。

宗修英先生曾先后应邀赴日本、韩国、泰国讲学和应诊，撰写医学论文二十余篇，在国际、国内的杂志或学术会议上发表并进行交流，努力促进中医的国际化。其事迹载入英国剑桥传记中心《国际医学名人录》（International Who's Who in Medicine）和《中国中医名人大辞典》。

学术渊源

宗修英先生长期侍诊父亲宗维新左右，宗维新先生的学术思想和高尚医德对宗修英先生影响深刻。1956 年宗修英先生进入今北京中医医院工作，拜在名老中医赵树屏、张菊人门下，随两位老师临证学习多年，在学习中医经典、中医学史等方面得到诸多教诲，受益颇深。

宗维新（1900—1975），字锡文，山东省历城县宗王庄人，幼读私塾。他18 岁随父亲宗世明学医。1924 年迁居北京城内烂缦胡同。1925 年挂牌"世传宗维新医寓"，开业行医。因宗维新用方简练，同业送其雅号"宗八味"。他对邻里就医者和孤寡贫困者，概不收费，甚或助以药资。宗维新以高尚的医德、深厚的医学功底和精湛的医术很快享誉京城中医界。1928 年受邀加入北平国医公会。1946 年被北平市（今北京市）中医界推选为北平市中医师公会理事长。1948 年，他断然拒绝参加国民党组织，并辞去理事长职务。新中国成立后，宗维新将全部精力投入到中医事业中，1955 年 7 月进入北京市市立第一医院工作，1956 年参加筹建北京中医医院，建院后任北京中医医院内科主任，并任北京市中医学校教务长、副校长，北京市中医研究所副所长、副研究员。1950 年起，宗维新多次当选宣武区人大代表、区政协委员、区政协常委兼副秘书长。1959年担任中央卫生部药典委员会委员、北京市中医学会理事长。1960 年任北京市红十字会常委。1961 年任北京市政协常委。1962 年起，任市政协常务委员、市科协常委。1963 年任卫生部科委中医专题委员会委员。1966 年文化大革命开始后，宗维新被冠以"反动学术权威"等罪名，全家被遣回原籍西红门劳动。返乡期间，宗维新居陋室，吃野菜，整日参加农业生产劳动，生活极为艰辛，但他在饭余之时或田头小憩之际，还带领其子宗修英为乡亲们义务治病，从无怨言。在"唯成分论"盛行的年代，他不论求医者成分，来者不拒，无偿为每一个患者诊治。1970 年，宗维新被安排到西红门卫生院工作。1973 年平反后，宗维新重回北京中医医院，任北京市中医研究所顾问，虽已年逾古稀，但他既行临床医疗，又兼教学，并亲自编写《金匮要略》讲义。1975 年，宗维新先生在授课时突发心脏病，病重昏迷时口中仍在讲解《金匮要略》，后经治疗无效故去。

宗维新对仲景之书领悟颇深，曾多次讲授《金匮要略》，他把仲景的"勤求古训，博采众方"的名训视为座右铭，善学他家之长。他认为，"医学理论是来源于医疗实践，谁人治疗某病有特效，不论其是遵经还是独创，均应虚怀请教，不应受门户所限"。宗维新先生每遇疑难病症，或查阅医经、医方，或访诸同道，务求辨证精当。他认为中医、西医和中西医结合学科均是以发展中国医药卫生事业，为广大患者解除病痛为目的，各学科不应有门户之见，中西医之间要互相学习，取长补短，发展出具有中国特色的医学。

宗维新先生对脾胃病、虚劳、亡血、眩晕、失眠、天行时疫，小儿惊风、慢脾风、痘疹、咳喘，妇科经血不调、带下、不孕、胎产诸疾等皆有研究。如新中国成立初期，一位四十余岁不孕症患者，多年求医，经大医院知名教授检查，诊为双侧输卵管不通，经中西医治疗未获效。后宗维新治疗该患者半年，患者妊娠并足月顺产一男婴。60 年代宗维新先生曾诊治一农村老年妇女，其发热经月，汗虽出而热不退，患者多方求医，均以发汗退热剂治疗，屡治无效。宗维新先生经耐心、仔细地观察、询问，确诊病人为营卫失和之太阳中风证，他遂力拒旁人劝告，在炎热的暑期治疗"热病"，用辛温的桂枝汤原方 2 剂，治愈病人。

宗维新在治疗"再生障碍性贫血"的研究方面卓有成效。他认为再生障碍性贫血属于中医内伤血虚或虚劳亡血的范畴，脾肾阴阳损伤，同时伴有心肝受损是本病的主要病机。该病临床证型多为肾阴虚损、肝阳上亢、脾肾阳虚等，治疗用药除了以气血两虚者用补气养血之剂外，要注意"再障"病势缠绵，绝非朝夕之功，需根据不同辨证加减用药。如在治疗过程中见有肾阴虚、肝阳亢者，经填阴潜阳后，逐渐出现大便溏泄、腹中阴凉等症时，说明病证由肾阴虚损转入脾肾阳虚阶段。宗维新将"再障"分为：肾阴亏耗、阴不敛阳型，表现为出血较为明显，兼有头晕耳鸣、心烦不寐，午后身热，两颧潮红，头颈部动脉跳动，脉象多见沉弦或细数躁动，治以滋阴潜阳为主，方用左归饮、犀角地黄汤加减；阴血亏损、肝肾阴虚型，表现为潮热盗汗，虚烦不寐，齿龈渗血，食少运迟，腹胀便溏，腰脊酸痛，遗精滑精，舌嫩无苔，脉见沉滑细或细数，方用归芍地黄汤、归脾汤或参苓白术散加肉桂、鹿角胶等；脾肾阳虚型，表现为心悸气短，肢冷畏寒，便溏自汗，腰酸阴凉，舌苔薄白，脉见沉细或细缓，治宜温补脾肾之阳，方选人参养荣汤、人参鹿茸丸、右归丸等。宗维新先生认为在"再障"病中见到发热、烦躁、衄血、出血现象，若盲目使用苦寒泻火或益气摄血都会引起变证丛生，此时急宜滋阴潜阳，凉血止血，绝不可因气血俱衰，而投大剂补气助阳药物，治疗法则需从阴引阳逐渐转入培补脾肾之阳。宜先以汤剂滋阴潜阳，凉血止血，再用人参鹿茸丸培补肾阳，因丸药力缓量少，不致补阳而伤阴，这样就达到阴阳相对平衡、阳生阴长的目的。正如《血证论》所说"当补脾者十之三四，当补肾者十之五六，补阳者十之二三，补阴者十之八九"。宗修英、梁贻俊、孙伯扬等作为宗维新的主要弟子均继承并发扬了他的学术思想。

赵树屏（1891—1957），男，名维翰，字树屏，江苏武进人，生于医学世家，为清太医院医官赵云卿之长嗣，自幼秉承家传，研读医书。1924年他正式应诊，同时又师事肖龙友先生，兼取其长，精研医理，学业日进。30年代，赵树屏任教于北京国医学院与医学讲习会。新中国成立后，在党的领导下，赵树屏于1950年积极组建北京中医学会，任主任委员，并创办《中医杂志》。1952年，他参加政府工作，以宣传贯彻党的中医政策，发展中医药事业，1954年成立中医司时任副司长。

赵树屏学识渊博，治学严谨，不仅精通中医经典，尤重医学史之研究。他认为"中国医学肇源邃古，一事一物之微，莫不有其相当历史。若想发扬国医，非研读医史不足以明时代的转移和学术的进退，非研读医史，不足以启迪后学"。在30年代初，任教于北京国医学院时，亲自编写讲授《中国医学史纲要》一书，介绍我国历代医学的发展与变迁。他对于如何系统地整理中国医学，非常重视，认为"一切学说悉有因革损益可征，而师传授受，尤为吾人研究系统者所应留意"，必须"穷医学之本源，明进化之陈迹"，方可使后人"取为师资，知所别择"。他在浩瀚的医籍中，选择自先秦至清代各个历史时期的医学梗概和系统源流，辑成《中医系统学概要》一书，使人读后对古代医学流派的发展与其渊源有深入的了解，对中医的师传有进一步的认识。

1925年，为振兴中医，赵树屏在"改进医学刍议"一文中提出，"重订脏腑图说，取近世解剖图说，参以中医气化之理；整理古代医籍，参酌中西，力求学说之昌明"，在此基础上于1927年撰写《关于国医之商榷》一书。1929年，针对有人反对江苏省中医联合会建议之在教育部系统中加入中医学校一案，赵树屏振笔书就"异哉归医学校系统案驳议"一文，指出"中国医学之亟待整理，无可讳言，而整理此数千年之国医，又非设立中医学校，召集有科学知识之青年，用科学方法从事研究，不足以完成此大业"。由此可见他对应如何继承发展中医学术以及培养中医药人才具有远见卓识。

赵树屏擅长肝病治疗，著有《肝病论》，书中《肝病溯源》以及《本论》两篇，在阐明病因基础上，还分为血虚阳亢的肝经证候、脾寒热移于肝之证候、肝经经脉循行所过之处的证候等。治疗用药主张性味平和，剂量轻微，中病即止。他认为临床治病若"不明《内经》之理，则对于审证似是而非，绝无实际"，凡治病必审其源，然后认证方有把握。赵树屏将学习所得随时记录，备有三种笔记：一为《读书札记》，专记学习《内》、《难》、《伤寒》等经典著作之心得体会以及质疑等；二为《医学从众录》，专记先贤的嘉言懿行、学说主张、治疗方法、师承授受，以及供相互参证之处，皆择要记录，积累素材；三为《零金碎玉》，专记读书偶得和侍诊的医疗验例，以及所见所闻的零星重要资料。

赵树屏从事中医临床教学工作四十余年，其一生呕心沥血，历尽艰辛，为捍卫振兴中医事业，为继承发扬中医学和培养中医药人才，作出了积极的贡献。赵树屏传人有祝伯权、阎润茗、宗修英、郭士魁等。宗修英通过跟随赵树屏先生学习，对各家学说均有所涉猎，秉承了赵树屏先生博采众家之长的学风，并养成了记录学习笔记的习惯。

张菊人（1883—1960），男，名汉卿，字菊人，江苏省淮安县人，著名温病学家。1910年，他从祖籍来京行医，曾在外城官医院任内科中医医官，担任过北平中医资格考试主考官。1917年张菊人在诊疗疫病中积累了大量的经验，与孔伯华、杨浩如、陈企董、曹巽轩、陈伯雄、赵云卿等共同编写《八种传染病证治析疑》一书，成为治疗多种传染病的规范。民国时期，张菊人和诸多北京名老中医共赴南京请愿，抗议国民党政府废医存药的压制政策。为培养后学，张菊人和名医萧龙友、孔伯华创办北平国医学院，出任董事和教授。1949年新中国成立后，他在北京市第二门诊部任顾问，1956年受聘于北京中医医院任副院长及北京中医学会顾问。张菊人认为，"对待古典著作中的原理、原则要很好地领会其精神实质，在实践中要创造地灵活运用，绝不能机械地生硬搬用"。他强调因人、因地、因时而异，适当加减，只有这样才能适合病机从而取得显著疗效，如"治疗伤风，应以当地的风土、时序、人事三者作为考虑治疗的基础。无论前人所立成方如何神效，所发理论如何精湛，只可作为临床参考，不可受其束缚。例如在北京治疗伤风，凡不合于北京三项基础的，都应加以变通，务要适合其风土、时序、人事方可收到一药而愈的成果"。

张菊人在京城行医近五十年，以内、妇、儿科见长，尤其擅长温热病的治疗。他提出北方外感"寒固于外，热郁于中"的观点，认为"因风淫于内，当以辛凉，而吴氏银翘散方中用了辛温的芥穗和开提的桔梗，这两味中药易助气分的内热和卫外的风邪相结合，就会鼓荡风热，使病情迅速变化"，故他采用外用辛凉、内用清化的治法，将吴鞠通的银翘散改为"加减银翘汤"。对于不同季节的伤风，张氏分别主以不同药物，如春季伤风，当以辛凉轻剂治疗，用薄荷、桑叶、菊花等；夏季伤风，当以辛凉参以适当芳香解暑之味治疗，用鲜薄荷、鲜藿香、西瓜皮、鲜荷叶等；秋初伤风，用夏天伤风的治法加利湿化气之品，减去竹茹，加生薏苡仁、茯苓、陈皮等；秋深伤风，当以清泄化燥治疗，用桑叶、杏仁、梨皮、竹茹、天花粉等；冬季伤风，当以散寒化风，用苏梗、杏仁、前胡、法半夏、枳壳等。张菊人晚年著有《菊人医话》，汇集了他毕生的行医经验和部分医案。宗修英从张菊人先生处习得温病诸法，深得温病调治经验，对外感病用药精当，见效颇快。

宗维新、赵树屏、张菊人三位老师医德高尚，平易近人，对待病人无论贵贱皆一视同仁全心医治。他们具有深厚的古文功底，对中医经典学习深入透彻，如宗维新于《金匮要略》的认识，赵树屏于中医经典著作、医学流派的梳理，张菊人于温病学的阐发新知。他们厚古而不薄今，在大力发扬中医的同时也提倡中西医的结合，认为应当吸取现代医学的长处以发展中医。他们注重对中医人才的培养，将他们宝贵的学习心得、临床经验毫无保留地传给后学。宗修英跟随宗维新、赵树屏、张菊人三位老师学习多年，在治学、临证与传授生徒等各方面深受三位老师的影响。他博采三师之长，学习各家学说，精研医理，审慎求证，灵活运用，在 50 余年的从医生涯中取得的成绩与诸位老师的教导是分不开的。

宗修英学术经验传承谱系

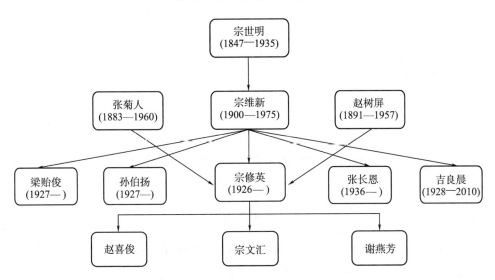

学术思想

宗修英先生视仲景名训"勤求古训，博采众方"为其座右铭，对《内经》、《难经》、《伤寒论》、《金匮要略》等经典医著反复精读，并广涉历代各家医著，摒弃门户之见，对前人的学识经验兼收并取且验之临床。宗修英先生以和中化湿、补虚升降治疗脾胃消化系统疾病；以滋补肝肾养先天、健脾化湿调后天、清热利湿祛其邪、气化固涩固精华治疗肾病；以益气血以补脾肾、理肝气以疏肝郁、祛瘀血以通冲任治疗妇科病；以益脾肾、调气血、清凉之法治疗再生障碍性贫血及血小板减少；研制生血散、扶阳生血丸、滋阴养血丸、潜阳止血丸等治疗血液系统疾病；以阴阳平调治其虚、清利湿热祛其邪、滋肾通关司开合、气化温中消增生治疗前列腺肥大及痹证，创制四种前列腺肥大系列冲剂和项脉通合剂。宗修英先生结合家学和自己多年的临床经验，以痰湿立论治疗临床常见病和疑难杂症，研制祛湿系列丸剂四种。宗修英先生一生治学勤奋，学识渊博，秉承家学，兼师各家，经理娴熟，博采众方，勇于创新。他在五十多年的临床实践中，积累了丰富的诊疗经验，其医术医风备受称赞。

一、善用仲景经方，遵古而不泥古

宗修英先生自幼受父辈熏陶，攻读经史，背诵医籍，攻研《素》、《灵》、仲景诸书，尤对《伤寒》、《金匮》研究颇深。宗修英先生治学态度严谨，遵古而不泥古，善用经方，兼取各家之长，不囿于门户之见，不墨守流派之偏，不拘泥成方之羁绊，严斥厚古薄今之弊。其将伤寒、温病等学说融会贯通，临床辨证精准，组方精当，临床收效颇佳。宗修英先生诊桌上始终压有仲景"勤求古训，博采众方"的名训，既为自己之座右铭，又用于教导学生弟子。他常用父亲宗维新的遗训教育学生："医学理论来源于医疗实践，无论何人医病有特效，何需顾其是遵经还是独创，均应虚怀请教，引为己用，以解除病痛"，"若我辈后人只墨守一家之言，不敢越雷池一步，那无异胶柱鼓瑟、井底之蛙，医学何由发展？"两代人之卓见远识，实为后学之垂范。

二、辨证辨病结合，巧治疑难杂病

"辨证"是中医的特点之一，宗修英先生临证，四诊合参，详细分析证候，力求辨证与辨病相结合来指导施治。翻阅宗修英先生临床医案，每每会有新的理解，尤以辨证准确、辨病得当、选方遣药精良为突出，治疗诸多疑难杂症每获奇效。宗修英先生积数十年经验，对临床中许多疑难杂症以整体观念调阴阳，以辨证随证祛其邪，以辨病随病用其药，收到满意的疗效。他对肾病、哮喘、血液病（血小板减少、再生障碍性贫血）、长期低热、白塞病、血卟啉病，甚至一些癌症等急慢性疑难病和怪病，通过辨证辨病相结合，施以中药及药理已证实有效的经验用药，在不同程度上得以治疗，可减轻患者痛苦，延长寿命，提高生存质量。

宗修英先生认为，辨证论治是中医学理论和具体实践相结合的体现，是中医普遍应用的治疗规范，绝不同于西医学的"辨病"和"对症治疗"，然而如能将中医所辨之"证"与现代医学所辨之"病"、"症"相结合，将中西医学从理论到治疗进行结合，则可以充实完善中医学的理论体系，做到古为今用、西为中用，中医将会有一个"质"的飞跃。他还指出，中西医各有长短，多年来互相之间却存有偏见和不理解，甚至菲薄诋訾，这是非常错误的。医学同仁应以发展我国医药卫生事业，解除人民病痛为重，真诚团结，扬长避短，取长补短，发展有中国特色的中医辨证辨病理论。

三、注重痰湿为患，自创祛湿系列

在多年实践中，宗修英先生发现当前患者被湿邪困扰者比比皆是，而此证候又往往不被医家所重视，所以临床多从湿论治，疗效甚好。故宗修英先生对痰湿诸证颇具心得，形成了自己独特的用药风格。

宗修英先生认为，湿证的原因较多，住处或工作环境潮湿、趟水、淋雨等外部因素，肺、脾、肾、三焦、膀胱、肝等脏腑为病等内部因素，均可造成湿蕴体内。现代生活水平提高，饮食结构改变，电冰箱等家庭电器普及，病人鸡鸭鱼肉摄入增多，肥甘厚味复加生冷冰冻，导致中焦阳气受损，《杂病源》曰："阴脏者，喜热畏寒，略食寒凉，必伤脾胃。"运化失司，湿邪乃生，"脾土虚弱不能制湿，而湿内生"（《医方考·脾胃论治》）。现代生活压力大，忧思、抑郁等长期的不良情绪伤脾，脾伤而痰湿积聚，湿性黏腻，病程长而难愈，均是造成多湿的原因。小儿先天不足，禀赋虚弱，脾胃运化不利，化生水湿不足。湿邪为患，常散见于各病的某一阶段中，又可流注于全身脏腑、经络之间，其害极为普遍，加之湿邪易与其他病因结合，造成复杂多变的病情，使临床中的症状复杂难辨，易引起误治、失治。

宗修英先生认为李中梓之《医宗必读》、张景岳之《景岳全书》和王肯堂之《证治准绳》等古代医家之明训足资借鉴。又如《痰湿机要》中说，"痰生百病"，"百病皆属痰"，"怪病属痰"，"怪病皆由痰作祟"，指出了痰湿为中医病因病机之重要方面。"脾为生痰之源，肺为贮痰之器"，是痰病关系于脏之名句。"善治者，治其生痰之源"，"唯能使之不生，方是补天之手"，"善治痰者，不治痰而治气，气顺则一身之津液亦随气而顺矣"，这些皆为治痰法之机要。

痰湿所在病位不同则其临床表现亦不同，具体鉴别可参考下列诸症。

心：痰迷心窍，则神昏，痴呆，或发生癫病、痫病；痰血痹阻血脉，则心悸，心胸闷痛；痰火扰神，则失眠，烦躁不安，或发生神智错乱，哭笑无常，谵妄狂躁。

肺：痰热壅肺，则咳嗽痰多，质黏色黄，不易咯出，或咳脓血痰，呼吸气粗，口干或渴，咽喉疼痛，大便秘结；风痰犯肺，则咽痒作咳，痰色黄白，呈泡沫样；痰气互结，则咽喉异物感，咳之不出，咽之不下；饮悬胸胁，则胸胁胀满，咳唾引痛。

脾胃肠：湿蕴困脾，则食欲不振，食后脘胀，口黏口甜，口干不思饮，或饮不解渴，头重身困，四肢面目虚浮，大便或干或稀，或黏腻不爽；寒湿中阻，则食欲不振，不敢食凉，脘腹疼痛，喜暖喜按，大便溏泄，小便清长；痰停于胃，则恶心呕吐，胃脘痞满；饮留肠间，肠鸣沥沥有声，腹胀腹泻；湿热内蕴，则纳食不香，口黏口苦，喜冷饮或不喜饮，大便黏腻不畅，灼肛下痢，矢气恶臭，小便黄赤。

肝胆：肝经湿热，则胁肋胀痛，口苦恶心，腹胀便秘，小便黄短，皮肤黄染，带下黄臭，睾丸肿痛，外阴瘙痒；胆郁痰扰，则头晕目眩，口苦恶心，虚烦不眠，易惊恐，胸闷太息。

肾膀胱：肾虚湿蕴，则腰膝酸软，面浮腿肿，尿少或失禁；膀胱湿热，则尿频尿急，尿痛尿热，或小便困难，或排尿中断，尿色混浊，尿血或结石，伴腰部绞痛。

其他部位：湿在肌肤，则肌肤水肿，无汗，身体沉重疼痛，湿疹皮癣；寒湿在关节，则关节疼痛，遇暖缓解，肢体沉重；湿热在关节，则关节红肿疼痛，得凉可缓，肢体沉重；风寒湿在关节，则关节串痛，遇暖缓解，肢体沉重；湿停胸膈，则胸闷咳喘，不得平卧，其形如肿；湿注经络筋骨，则肢体麻木，屈伸不利，或半身不遂，或阴疽流注；湿在冲任，则体胖，月经后错或闭经，经血色淡量减，白带稀多，身重懒动，晨起痰多，屡发月经不调、带下症、不孕症等；顽痰郁结不散，则发痰核、瘰疬、瘿瘤、流痰；痰饮上扰清阳，则眩晕神倦，嗜睡，头晕，脱发；痰湿在血，则发脑梗死、心肌梗死、血栓性静脉炎等。

在湿证的治疗中，宗修英先生有"虚则二陈、实亦二陈"之义，方药常以茯苓、半夏、陈皮为君。所谓虚，为肺、脾、肾、膀胱、三焦的功能失调，脏腑之气血不足，运化水湿、温化水湿等功能受损。所谓实，为脏腑功能失调后，水湿内停，痰湿阻滞气血，脉络不通，即虚实相互为患。

宗修英先生解释其中之内涵：治疗痰湿的方药很多，经归纳亦不过几法，如"病痰饮者，当以温药和之"，半夏、陈皮性温而燥；"善治痰者，不治痰而治气，气顺则一身津液亦随之而顺矣"，陈皮理气；"治湿当利小便，治湿不利小便，非其治也"，茯苓淡渗，俾湿无所聚；"脾为生痰之源"，陈皮、茯苓健脾补虚以绝生痰之源，正符合"善治者，治其生痰之源"之旨。药仅三味，治湿原则俱在，虚实皆可用，寒热加减用，使二陈汤更加丰满充实，配合五苓散、苓桂术甘汤、真武汤及八正散、三仁汤、导赤散等方化裁，施以清利、芳化、淡渗、苦燥、温化、涤逐、提壶揭盖等法，形成加减二陈汤系列，灵活多变，每取著效。

温化——非温不化：如苓桂术甘汤、真武汤、实脾散、三子养亲汤。

淡渗——淡渗利湿：五苓散、猪苓汤、防己黄芪汤、茯苓、白术、猪苓、薏苡仁、泽泻、通草、赤小豆、玉米须。

清利——清热利湿：八正散、二妙丸、三仁汤、小陷胸汤、滑石、木通、竹叶、萆薢、防己、绿豆、茵陈、冬瓜子、瞿麦、滚痰丸、石韦、金钱草。

苦燥——苦温燥湿：平胃散、藿香正气散、苍术、半夏、橘红、萹蓄。

芳化——芳香化湿：藿香、佩兰、白芷。

涤逐——涤痰逐水：车前子、甘遂、芫花、大戟。

宣降（提壶揭盖）——宣发肃降：杏仁、瓜蒌、炙麻黄。

祛风胜湿——羌活胜湿汤、独活寄生汤。

治风化痰——半夏白术天麻汤、定痫丸、止嗽散。

宗修英先生认为在此基础上自制"祛湿丸"系列四种，应用于临床，收到满意效果。

宗修英先生在治疗手足皮肤皲裂时，注重内因，表病治里，提出"真湿假燥"论，施以健脾化湿，宣发肺气，独具匠心。如他治疗患者魏某，症见手裂二十多年，皮肤增厚粗糙，手指不敢屈伸用力，动则迸裂流血，疼痛难忍，每于夏季加重。曾多处求治无效，已丧失治疗信心并提前退休。宗修英先生详辨病证后，依上法处之，患者加减服用四十余剂，皮肤干裂粗糙转为薄软润泽，未再反复。

宗修英先生临证，常谈及"痰血学说"，并指导临床辨证用药，尤其在内、外、妇、神经等科中有着广泛指导意义。宗修英先生针对临证中胸痹、月经不调、不孕症、痹证、中风、肥胖症、失眠、肿瘤、血液病、眩晕、癥瘕积聚，及各种怪异证候，常以"痰血相关"辨析病因。他认为，痰和瘀血既是某些疾病的病理产物，反过来又是新的致病因素。临床见症中，痰、瘀血两者常相互为患，使病势增重，病情复杂，病状怪异，甚至出现病危之态。部分患者西医检查又无阳性体征。宗修英先生认为将"痰湿作祟"理论扩至血分，形成痰阻脉络、血行不利之"痰血痹"，用化痰活血通痹之品（二陈合桃红四物汤加白芥子、泽兰、浙贝母、水蛭等）治疗，效如桴鼓。

四、师承家学治血，调补脾肾有方

宗修英先生自幼跟随祖父、父亲左右，研读医籍，熟知医理药性，师承家训，又融诸家之特长。在北京中医医院工作期间，他随父亲宗维新在血液病组专攻再障、血小板减少、白血病等疑难病，对此类疾病进行了系统的观察和研究，结合民间验方与多年经验制作了"生血散"。调至北京友谊医院后，他与血液内科配合，运用中西医结合方法治疗血液病，对再生障碍性贫血、原发性血小板减少症均取得稳定病情、逐步改善血象的效果；同时对血小板增多症与真红细胞增多症、过敏性紫癜等均收到满意效果。宗修英先生认为所拟"潜阳止血丸"对阴虚阳亢引起的各种出血起到一定作用，使众多血液病患者重新树立了生存的信心。

宗修英先生治疗血液病，多从脾肾立论。他认为脾为后天之本，为气血生化之源，司统摄之职；肾为先天之本，化精为血，两脏相合，互为滋补，故虚证多从脾肾入手。但宗修英先生也常让学生注意以下几点：

1. 补益之中切忌滞腻。养血滋阴、填精补髓和血肉有情之品，多有滋腻碍脾之弊，故需加用开胃药醒脾防滞以助化源。

2. 补益之中勿忘祛邪。宗修英先生特别提出，血液病多以虚实夹杂为多见，纯虚者有之，纯实者极少，在出血症中尤为多见。宗修英先生认为，出血久而不止者，除气虚不摄外，均有不同程度的实邪，如瘀血、痰阻、热灼等，若仅用益气止血药犹如囿土以治水，血反大下，新血不能循经，只能妄行泛滥。"气尚存而剧补，犹如关门逐贼；瘀血未除而峻补，亦属助纣为虐。"故宗修英先生认为在养血益气之中常配合清热凉血、行气理血、活血化瘀、祛湿化痰、温阳散寒等品，达到补不恋邪、攻不伤正之功效。如他治疗患者韩某，症见近一年月经量多，经久不止，色黑有块，腰腹作痛。此次行经两月，崩漏并见，量多惊人，血红蛋白下降，服用各种止血药，注射止血针后，血反大下，来院就诊。宗修英先生开具加味胶红饮（当归、阿胶、红花、冬瓜仁、地榆、白头翁），一剂应，两剂止。宗修英先生对学生讲解，红花用量27g，病人出血量大，多不敢用，殊不知患者之出血乃由瘀血所致，血不循经而外溢，见血止血只增其势，只有活血止血，方可药到病除。

3. 补益之中加辨病。宗修英先生治疗血液病，很少固定处方模式，用药广泛。然而细心观察，不难悟出宗修英先生治血，详辨虚实寒热，立法针对性强，用药配伍合理，一方之中含几法，一法之中融几方。宗修英先生认为也常加经验用药，如血小板减少多加连翘、仙鹤草、水牛角、花蕊石等，真红细胞增多症、白细胞增多症或血小板增多症多加青黛、马鞭草、茜草等，屡收特效。如他治疗患者续某，症见血小板减少，最低只有 2×10^9/L，用激素治疗无效，劝其出院。宗修英先生会诊后，辨为脾虚失运，化生无权。辨证论治，益气健脾（黄芪、党参、白术、茯苓、甘草）；辨病论治，经验用药（连翘、水牛角、仙鹤草、阿胶），加减服用。三诊后血小板已升至 10×10^9/L，后服中药巩固，每周 1～2 剂，血象维持正常。

五、兼通内外妇儿，用药轻重分明

1975 年宗修英先生调至北京友谊医院，在综合医院的中医科工作，可诊治内外妇儿各科病人，由此更加拓宽了宗修英先生之医路。"病种分科属，性质不分家"。在繁忙的临床实践中宗修英先生注重整体观念，治病求因，遣方用药，轻重分明，根据多科疾病的特点和性质，辨证施治，积累了丰富的经验，已形成了他自己的医疗风格和用药特点。

宗修英先生讲：药之多少，视病而论。轻证，可小方轻剂，药少而精，药到病解；体壮而病单势重者，可小方重剂，直捣病所；病杂而势重者，必大方重剂群起而攻之；若病杂而体虚者，大方缓剂以调补之。病轻药重，则如攻伐太过，病重药轻，犹如隔靴搔痒。宗修英认为不能完全强调方小药精，也应学会大兵团作战，用药如用兵，既有"出奇制胜"，也有"十面埋伏"。宗修英先生常根据病情，或处以寥寥数味之小方，或处以洋洋大观之复方，从不拘泥药味之多寡，不偏用药性之寒温，而是以中病有效为准则，用药丝丝入扣，恰到好处，故每每收效。

宗修英先生临证，对舌诊尤为注重。病案记录中对舌之上下，舌质、苔、色、态等描写最详。他常对学生说："辨舌验齿乃温热病之重要依据，早已遍为人知。其实无论外感和内伤，辨舌断病都有重要意义，舌为心之苗，心系连五脏，洞察脏腑，不亚于面色。"

就脾虚之舌胖而言，伴齿痕苔白滑者，患者虽无脘腹之苦，宗修英先生也嘱其忌生冷以护脾阳；伴色暗者，多以益气行血；伴色淡暗者，多以益气养血行血。宗修英先生强调：症有真假，舌不欺人。虽有"苔白不全是寒而苔黄不一定是热"之说，详细辨认，透过现象看本质，自可一目了然。宗修英先生认为舌诊之微小变化，既可辨认疾病的吉凶进退，又可指导立法选方之主旨，因此临床中亦有"舍症从舌"之例。如一老者，大便素秘，非服牛黄、川军之剂不下，多日不解，即坐立不宁、卧不安席。宗修英先生诊脉望舌，见其舌胖齿痕，苔白润，诊为脾虚不能为胃行其津液，嘱其停服硝黄之味，改用健脾之剂，方用生白术、木瓜、炙甘草，药后便畅神怡。

医　案

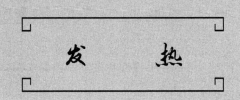

发　　热

发热是临床中最常见的症状之一，由于它的致病原因不同，所以临床见症也各有区别。中医学认为发热可分为外感发热与内伤发热两大类，需辨证施治。

宗修英先生认为外感发热病，既名外感，则均有明显的外邪束表之征，在治疗上应根据"其在皮者，汗而发之"的原则，给以发汗解表。有的病程虽达数月之久，但临床见症还具备风中太阳之征，则仍可应用葛根汤、桂枝汤等解表剂，即所谓"有是证者用是药"。但因患者内在条件不同，所以除有表证需用汗法外，还应根据其不同见症结合起来处理。如太少并病，初诊时若已见大便量少，治疗时应按先表后里的原则施治，待表邪渐解，里证突出，则当表里兼顾。此时如不顾里，将会导致潮热、汗出、谵语的证候出现。即所谓"汗不厌早，下不厌迟"的意思，应与"急下存阴"的治则相区别。

在外感发热治疗中，宗修英先生强调临床细辨风寒、风热、暑湿之分。在热退之后，结合患者具体情况（体质、余邪等）进行的善后处理，是需要详加斟酌的。如毒热炽盛，伤及气阴，则应予益气养阴促其速愈；如高热日久得解，而营卫失和依然存在，稍一不慎，微被风寒，极易重感，则宜采用建中之法，冀其阴阳协调，自能抗邪。总之，善后处理妥当与否，关系到恢复的迟速，也须予以重视。此外，采取中药、西药并用的方法，也可收到较好的疗效。因此对于中西医结合治疗发热病，值得在临床中进一步探讨。

病毒性感冒

例：刘某，男，22岁。

患者于1979年就诊。发烧已29天，白天体温经常在38℃～39℃，夜间多在39℃～40℃，至凌晨热势渐退，多汗，汗后恶风寒，口干不欲饮，心烦口苦，纳少无味，大便量少，每天自服缓泄剂，脉象弦数，舌苔白厚少津。经某医院按病毒性感冒治疗无效，后又诊为发烧待查。

辨证：风寒未解，邪入少阳。

立法：调营卫，和少阳。

处方：

桂枝 3g	白芍 9g	甘草 4.5g	柴胡 12g
酒黄芩 9g	法半夏 6g	生姜 4 片	大枣 5 个

2剂

二诊：服药后上午体温37℃，夜间39℃，先发冷后发烧，有汗，心烦胆怯，夜不得眠，口干不思饮，纳食不佳，大便不畅，脉浮稍数，舌尖红，苔淡黄，舌根厚稍腻。

辨证：表证未解，化热入里。

立法：表里双解法。

处方：

半夏12g	柴胡12g	黄芩9g	桂枝3g
白芍9g	枳实12g	大黄（另泡兑）9g	
生姜3片	大枣5个		

2剂

三诊：服药后白天已不发烧，夜间体温在38℃左右，有汗畏风，胃脘堵闷，大便干燥，口干不多饮，仍有胆怯。

辨证：表邪残留，阳明热结。

立法：表里双解法。

处方：

大黄（另泡兑）6g	芒硝（冲）4.5g	甘草3g	焦三仙30g
柴胡9g	桂枝4.5g	白芍9g	黄芩9g
生姜3片	大枣5个		

3剂

服药后热退而愈。

按：本例发烧时间较长，温度较高，初诊时因发热汗出恶风，是外感风寒、营卫失和的症状，又兼见心烦口苦、不思饮食，乃邪入少阳的征象，故按太少并病的治法，予以柴胡桂枝汤加减。服药后表热渐解，而热向里，故见舌尖红，舌根苔黄厚腻，且患者前又自服缓泄剂，易引邪入里，所以治以表里双解，方用桂枝汤合大柴胡汤加减。服药后表证尚未退尽，营卫未和，阳明腑实证较为明显，这时应以治里实热为主，兼顾表邪，故用调胃承气汤合柴胡桂枝汤加减调理。

小儿感冒

例：钮某，女，1 岁。

患者于 1979 年就诊。发烧已 6 天，一周前两眼眵多，继之红肿，右眼较重，眼睑红肿难睁，体温增高，白天轻，入夜重，体温高达 40℃，无汗，手足冷，喜饮水，食欲差。给服扑热息痛等则汗出热渐退，随后又升高。鼻塞涕清稀，有时涕黄而浓，咳嗽痰不多，大便不畅，因服紫雪散而变稀，口唇舌色红，舌苔少，咽红，扁桃体有脓点，指纹紫，爪甲淡。

辨证：肝肺蕴热，复感风邪。

立法：清热疏风利咽。

处方：

柴胡 6g	酒黄芩 3g	半夏 3g	桑白皮 6g
地骨皮 3g	荆芥穗 3g	鳖甲 3g	牛蒡子 6g
儿茶 3g			

2 剂

二诊：服药 1 剂，发烧即退，眼睑肿减轻，仍有咳嗽汗多。因患儿体虚，感冒反复发作，拟以滋阴固表兼以和中之法调理。

处方：

沙参 6g	麦冬 4.5g	白术 6g	陈皮 3g
生黄芪 6g	麦芽 9g	防风 1.5g	竹叶 3g

3剂

按：本例小儿反复感冒发烧，本次先有眼眵，眼睑红肿，随之高烧，咳嗽，是先有肝肺之内热，后再外感风邪而诱发。故用小柴胡汤以清肝，泻白散以清肺，牛蒡子、儿茶以利咽消肿，兼透外邪。方中采用鳖甲者，以患儿反复发热，虚实夹杂，又地骨皮、鳖甲、荆芥穗同用，亦取青蒿鳖甲汤之义。待热退之后，以沙参、麦冬、竹叶滋阴以清余热，以玉屏风散固表止汗，佐以和脾胃之白术、麦芽，以期正气恢复，减少复发。

猩红热

例：刘某，男，28 岁。

患者于 1979 年就诊。患者咽喉肿痛，吞咽困难，发烧至 40℃已有 4 天。近 2 日全身皮肤出现红色细小密布点疹，以胸部与腋窝处为多，按之褪色。自觉身冷，体温仍在 39℃～40℃，心烦急躁，口不渴，不思食，两耳轰鸣，便干尿黄，汗出热不退，神疲嗜睡，时有谵语，舌质红，苔黄厚，脉滑数，咽部红肿溃脓，口臭。经某医院确诊为猩红热，血常规检查示白细胞增高。

辨证：温邪内侵，入营动血。

立法：清热凉血解毒。

处方：

赤芍 12g	丹皮 12g	生地 24g	玄参 15g
水牛角（冲）4.5g	竹叶 9g	黄连 3g	金银花 24g
连翘 15g	麦冬 9g	板蓝根 30g	知母 9g
大青叶 15g			

3 剂

二诊：服药后发热已退，皮肤红疹消失，剥落皮屑，咽部尚觉干痛，但不碍吞咽，腘、肘窝处酸疼，盗汗，纳食尚可，不欲多饮，便干尿黄，脉象滑缓，舌苔薄白，舌质稍嫩。

辨证：毒热已解，阴分未复。

立法：养阴之法。

处方：

沙参 15g	麦冬 9g	芦根 15g	地骨皮 9g
生甘草 4.5g	五味子 3g	生麦芽 15g	连翘 12g

4 剂

药后症除，一周后检查血、尿常规均正常。

按：本证系一猩红热患者，辨证属外感温疫毒邪，邪热入营之候，亦即所谓"烂喉丹痧"之症。其疹系由毒热之邪侵入血分而外迫肌肤所致，即所谓"火者疹之根，疹者火之苗"，此与风温夹毒之麻疹，和感受风毒之风疹不同。麻疹、风疹乃病在肺卫，当用表散之法，而毒热入营，自当凉血解毒，所以用犀角地黄汤、清营汤加减调治。药后邪热得解，营血自安，所以热退疹消。但高热伤阴，急当复其阴液，故用生脉散化裁以救其阴液，病得痊愈。

嚼肌蜂窝织炎

例：王某，女，24 岁。

患者于 1979 年就诊。20 天前，前右下第 2 臼齿因龋齿发炎，龈部红肿发烧。1 周后全身发冷发烧，出汗，最高体温达 39℃ ~ 40℃。在基层医院曾使用大量抗生素，发烧加剧，转来我院住院治疗。经检查体温 38.3℃，血压正常，心率 100 次 / 分钟，右嚼肌呈弥漫性肿胀，局部皮肤潮热，口仅能张大 0.5cm，诊为嚼肌蜂窝织炎。给予抗生素治疗。2 日后局部肿胀明显局限，波动不明显，颌下淋巴结肿大，改用红霉素治疗，并行穿刺未见脓汁，体温又增至 39.4℃。继续使用红霉素治疗。

现症：患者恶寒发热，耳鸣耳聋，左偏头痛，口不能张，不能咀嚼，饥不欲食，恶闻油荤，已 20 天未进食，口苦咽干，汗出量多，口臭喜冷饮，大便多日未解，小便色黄，脉象弦细数，舌质嫩红，苔少。

辨证：阳明、少阳合病，高热伤阴。

立法：清热和解，佐以养阴。

处方:

柴胡 9g	酒黄芩 12g	半夏 9g	生石膏 24g
知母 12g	粳米 15g	玄参 15g	麦冬 9g
白芷 15g	甘草 4.5g		

3剂

二诊:药后高热已退,中午稍有低热,口能张开,局部肿硬也轻,颌下肿大的淋巴结已消,牙痛阵阵,舌麻木口苦干,易出汗,喜饮水,能进半流食,大便已行,尿已不黄,舌质嫩红无苔,脉象左沉细,右沉滑。

辨证:毒热大减,阴伤未复。

立法:清解滋阴。

处方:

连翘 18g	玄参 15g	夏枯草 15g	贝母 9g
知母 12g	白芷 15g	牛膝 9g	柴胡 9g
生甘草 6g			

4剂

药后热退肿消,痊愈出院。

按:本例系一嚼肌蜂窝织炎患者。炎症部位,位于肝胆经,所出现症状亦系小柴胡汤证。又因牙龈系阳明经所属,症见大热、大渴、大汗等,亦系热在阳明气分,故诊为阳明、少阳合病。脉细数,舌红苔少,又属久热伤阴之象,故用小柴胡汤、白虎汤以和解少阳和清阳明实热,再加玄参、麦冬以救其阴液,而加入白芷者,取其引入阳明,又能止头痛而消肿之意。药后热退肿减,故将清实热之品减少,而增入散结滋阴之品遂获痊愈。

阑尾炎

例：刘某，女，23 岁。

患者于 1979 年就诊。1 个月前，右少腹作痛，伴有低烧。几天后，恶寒高热，体温达 39.6℃～40℃，左下腹阵痛，曾昏厥抽搐 2 次，经某医院诊为阑尾炎、癔病发作。曾用青霉素、退热剂和镇静剂，高烧已退，腹痛亦止，但低烧持续 25 天，遂来我科治疗。

现症：午后低烧（37.5℃～38℃），头昏且晕，口苦恶心，不思饮食，食后脘胀，胸闷太息，身疲欲卧，行路需人扶持，睡眠盗汗，咳嗽痰少，大便黏滞不爽，尿黄，脉象濡滑，舌质淡红，苔黄厚稍腻。

辨证：湿热蕴郁，弥漫三焦。

立法：化湿清热，通利三焦。

处方：

藿香 9g	佩兰 9g	半夏 12g	竹茹 9g
冬瓜仁 9g	薏苡仁 15g	白豆蔻 6g	厚朴 9g
通草 4.5g	滑石 18g	竹叶 6g	

3 剂

二诊：服药后体温降为37.2℃，纳食仍少，未见恶心，食后未见痞胀，尚感气短头晕，时有燥热汗出，咳嗽已止，二便正常，脉象滑细，舌苔淡黄而腻。

辨证：中气不足，湿邪困扰。

立法：益气化湿和中。

处方：

藿香 9g	佩兰叶 9g	薏苡仁 15g	冬瓜仁 12g
白豆蔻 6g	沙参 15g	滑石 18g	白术 9g
半夏曲 9g	竹叶 3g		

4剂

药后低热已退，稍感头沉乏力，纳食欠佳，给以清化和中益气之剂收功。

按：本例系一湿热之证，湿浊弥漫，遍及三焦，故全身症状无一不是湿热蕴郁所致，治以三仁汤法，加入芳香化浊之藿香、佩兰，所以收到热退湿轻的效果。但湿性黏滞缠绵，清除较迟，故二诊仍以化湿和中之法去其未净之湿。病已经月，正气被耗，稍加白术、沙参之属以扶其正，服后热退正安。

外伤后发热

例：董某，男，49 岁。

患者于 1979 年就诊。3 个月前右腿曾受外伤，不久发现咽部不适，继之发热。在外地按感冒治疗，使用解热剂和多种抗生素，发烧一直未退。后用氯霉素体温暂退，但右腿外侧肌肉疼痛不止，按之痛剧，下肢发凉，热敷痛减。经骨科、神经科检查未见异常。热退几天，复发高烧，遂来京治疗。

现症：体温 38.2℃，面色、肌肤发黄，汗出量多，恶风项强，不思纳谷，右腿疼不可近，屈伸困难，大便正常，小便不利，脉象浮紧，舌质淡暗，舌苔灰褐而干，舌下静脉有瘀象。辅助检查示血沉 52mm/h，血红蛋白 9g/L。西医诊为发热待查。

辨证：外感风寒，邪客经脉。

立法：散寒解表，温通经脉。

处方：

桂枝 6g	白芍 6g	麻黄 3g	葛根 12g
甘草 6g	独活 15g	牛膝 15g	生姜 3 片
大枣 5 个			

3 剂

二诊：发热已退，腿疼减轻，已能屈伸，按之虽痛，尚可忍耐。但觉心慌纳呆，脘腹胀闷，出汗较多，稍感恶风。大便溏泄，口渴能饮，两踝作肿，尿量少，面色萎黄，且稍浮肿，舌淡而暗，苔灰少津，舌下脉青紫，脉象沉缓。血常规检查示血红蛋白为8g/L。

辨证：风寒已解，脾胃虚衰。

立法：健脾温中。

处方：

| 桂枝 6g | 白芍 15g | 甘草 6g | 干姜 6g |
| 黄芪 24g | 白术 15g | 半夏 15g | 大枣 6 个 |

7 剂

按：本例发烧虽久，但临床见症为发热汗出恶风，项强腿疼，脉浮紧等，仍属风寒之邪久羁太阳经脉，所以用葛根汤加入疏风通痹之品，达到药后热退之效。二诊时发烧已退，但稍恶风寒。此时之畏风寒，不可诊为表证，因其脉沉缓，当以脾虚胃弱，卫阳式微论治。如再拘泥"有一分恶寒，便有一分表证"的说法，再予解表，势必导致亡阳，故用小建中汤加减以扶其脾阳，也是"实人病表发其汗，虚人病表建其中"的意思。

（李宝金、李杨帆）

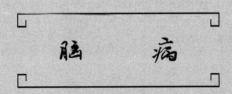

脑　病

内科脑病之共同特点为神经系统症状，严重者如表情呆滞、昏愦、谵妄、失眠抽搐、昏不识人等。中医学认为以上诸症，是涉及心肝两经之证候。因心主藏神，心主神志，肝主谋虑，"人卧血归于肝"，且"诸风掉眩皆属于肝"，"诸暴强直皆属于风"，说明神经系统之部分症状与心肝所主之病理变化有关。

宗修英先生认为痰是脑病的主要病因之一。痰本是体液经灼炼而成，贮于体内，而成病因之一。它可随气升降于体内，也可沿脉络而达于表里。故痰之为病，可见于脏腑、经络，也可见于四肢百骸，无处不到，既可扰及神明，又可痰热生风。不分男女，不论强弱，均可因之而为病。且痰为病，有缓慢发病者，有卒然而生者，有一医即瘥者，有缠绵难愈者。而其病态万千，难以具述，故有"急病多属火，怪病多属痰"之说。故宗修英先生以痰证论治脑病每获良效。

痰证之症状莫衷一是，其在临床何以鉴别？盖痰之成因，为水液所化，其性属阴，待其与热合邪，或郁久化热，而成热痰，方为阳邪，蛛丝马迹是有规可循的。如口干不欲饮，纳少不甘，痰黏不爽，口流涎水，喉中痰鸣，昏愦嗜睡，头昏脑胀，心中悸动，口吐白沫，便黏如涕，脉象滑或弦滑，舌体胖或淡嫩，苔白厚腻等，均属痰湿之阴证。而抽搐痉挛，烦急躁动，胡言乱语，便秘口苦，舌红苔黄厚腻，脉滑数或弦滑数等，乃属痰已化热之阳证。

宗修英先生指出，脑病证有虚实之分，病有新久之别。在治疗上，主要是祛痰，并治由痰所扰之心肝二经，如清热息风（或养肝息风），化痰开窍等。纯实证用清热化痰息风之剂以祛邪，邪祛正自安；而正虚邪实之证，则治法有所不同。

中药里祛痰药物甚多，宗修英先生认为根据不同辨证选用相应的祛痰药物，如燥湿化痰的半夏、陈皮、橘红；清热化痰的竹沥水、胆南星、竹茹、天竺黄、瓜蒌；下气降痰的莱菔子、枳实、枳壳；开窍化痰的菖蒲；安神化痰的远志；息风化痰的僵蚕等。

脑 炎

例：杨某，男，54 岁。

1977 年 9 月 9 日患者出现发现头晕、目呆、手足抽搐、不省人事，无尿失禁。经急救后苏醒，不记往事。一周后又发作一次，某医院检查否定精神分裂症。以后因反复发作，并有胡言乱语，咬破舌头，送某医院急诊。检查：体温 36.4℃，血压 160～130/110～90mmHg。脑电图为广泛重度异常，四肢可动，左腹壁反射弱，病理征（−），有时拒绝检查。朦胧嗜睡，答非所问，遂留院观察。

观察共 9 天，每天均有频繁发作，如强直、躁动、抽搐、呼喊等每次约 3～30 分钟。其表现为阵发性多种表现，如牙紧咬舌，面色青紫，触动病人则咬舌加剧，呼吸抑制。双瞳孔等大、等圆 4mm，光反应（++）。腰穿：脑脊液为无色透明，压力 166mmH₂O，检查细胞计数为 $28×10^6$/L，白细胞 $4×10^6$/L。头颅 X 线检查：蛛网膜颗粒压迹。

入院后最初疑为癫痫，给予抗癫痫治疗，兼用大量镇静剂后又考虑为脑炎、囊虫待除外。按脑炎治疗，并加服中药通脉汤加大青叶、板蓝根，一直无效，于 10 月 27 日请宗修英先生诊治。

现症：憋气啮牙，呼叫不识人，多言无伦次，抽搐频频，彻夜不眠，近 20 天加剧。发作时力强难挽，汗出遗尿，入夜为甚。平时手足时有颤抖拘急，神识昏愦，喉中痰鸣，目瞑不眠，给予强烈镇静剂无效。服泄剂，排出一黑球便，缓解时强进饮食，脉象弦滑数，重取寸关力弱尺强，舌质淡嫩，苔白浮。

辨证：肝郁夹痰，化热扰神，日久伤阴。

治法：清心开窍，化痰柔肝。

处方：

菖蒲 15g	郁金 9g	半夏 12g	莲子心 4.5g
当归 6g	白芍 12g	龟板 18g	生牡蛎（先煎）30g
枳壳 12g	炒莱菔子 30g	熟军 12g	黄连面（分冲）2.4g

3剂

二诊：药后大便已行，黄黏，日行 2~3 次，拘急瘛疭不著，未见呼喊，汗少痰减，今已能睡，扶起坐食，知开口能咽，偶有谵语妄言，语言清晰，脉弦滑，右脉重取无力，脉较前柔和，舌边淡嫩少津，苔白干。

辨证：痰湿未清，阴精未复。

治法：化痰开窍，滋阴柔肝。

处方：

菖蒲 12g	郁金 9g	半夏 9g	当归 12g
白芍 12g	生地 18g	玄参 15g	枳实 9g
莱菔子 15g	生牡蛎（先煎）30g	龟板 18g	麦冬 12g
黄连面（分冲）1.8g			

4剂

药后，神识渐清，有时能正确回答，能下床走路，二便自如，纳可能饮，眠安。停药 5 天，眠少屡醒，今又时有呼叫，时有妄言，大便干燥，脉滑略数，舌苔白稍腻。证属痰湿渐化，窍未尽开，停药数日，又稍反复，仍以原议出入。

以后加减前方服药五十余剂，诸症均除，患者恢复工作。

按：此例脑炎患者属正虚邪气方实。发病时间较长，呼号、抽搐，日夜不休，看似阳热之证，而脉舌已见阴伤之象，故用柔肝息风，兼以清热化痰而收效。

病毒性脑膜脑炎

例：罗某，男，36 岁。

患者于 1977 年 8 月 5 日头晕恶心，并有视听幻觉，来院诊为神经症。回家后出现四肢发挺，不语。8 月 16 日出现阵发性惊叫。8 月 17 日项强而惊叫增多，经某医院检查脑电图示广泛重度异常。腰穿检查示脑压 180mmH$_2$O，脑脊液检查示细胞计数为 100×10^6/L，白细胞 0.96，单核细胞 0.88，多核细胞 0.12，糖 63mg％，蛋白 20mg％，氯化物 700mg％。诊为病毒性脑膜脑炎，转至北京友谊医院治疗。

患者体温 40℃，昏迷状态，瞳孔等大，对光反应好，牙关紧闭，左肱二头肌反射灵敏，其他键反射迟钝。给以镇静剂、清开灵等治疗。至 8 月 23 日高热 40.6℃，心电图呈弥漫性心肌缺血改变。为防止细菌感染，给予青、链霉素，同时加用可的松。8 月 28 日约请宗修英先生进行中医会诊，刻下症见：神昏壮热，烦躁不宁，四肢僵硬，头时左倾，面肌抽动，自己咬伤手指，口中痰多，便干如球，肛流粪水，小便失禁，脉弦数大，舌红无苔。

辨证：痰热扰心，热极生风。

立法：清心开窍，豁痰息风。

处方：

黄芩 9g	黄连 6g	大黄 6g	生石膏 30g
钩藤 15g	菖蒲 9g	郁金 9g	全蝎 6g
玄参 15g	麦冬 9g	安宫牛黄丸（冲服）1 丸	

8 剂

二诊：9 月 6 日。体温 37.2℃，神志稍清，能回答简单问题，有些检查可合作，睡眠短少，且有谵语，已思饮食，左上肢发硬，汗多口麻，便干尿黄，苔白质淡红，脉细滑。

辨证：痰热已减，热在气营。

立法：清心开窍，透营转气。

处方：

玄参 15g	麦冬 12g	生地 15g	钩藤 15g
菖蒲 12g	郁金 9g	莲子心 9g	僵蚕 4.5g
连翘 15g	金银花 15g	知母 12g	生石膏 24g

4 剂

三诊：9 月 10 日。体温 36.4℃～36.8℃，精神好，已能自己走路、吃饭，手指颤动，夜间腿时有抖动，睡眠时有呓语，心情烦急，便干如球，脉滑细数，舌苔薄淡黄。

辨证：痰热已清，气阴受损。

立法：益气养阴，兼清余热。

处方:

当归 9g	白芍 15g	麻子仁 30g	麦冬 12g
太子参 18g	生牡蛎 30g	栀子 9g	生熟地各 15g
熟大黄 6g	甘草 9g		

10 剂

上方加减继服十余剂出院，随访 3 年，一切正常。

按：初诊为痰热互结，蒙闭心包，邪热炽盛，热极生风，故用三黄、石膏直折其热；菖蒲、郁金以化痰开窍；钩藤、全蝎用以息风；玄参、麦冬用以养阴兼清心热。并服安宫牛黄丸以清心包之热而开痰浊之闭。二诊时痰热已减，故神志稍清，但见口渴汗多，低热谵语，正是热在气营之象。病有转机，所以继用清心开窍之法，兼用连翘、金银花以透营转气。待三诊时，邪势已退，正气渐虚，肝阴被耗，法宜益气滋阴，以扶其正，故用一甲复脉汤化裁以收功。

癫痫大发作

例：杨某，女，4岁。

患儿于1989年就诊。8个月前突发昏迷抽搐，口吐白沫，于送医院途中即抽止苏醒，诊为癫痫大发作。以后每隔月余即大发作一次，每周内小发作2～3次，每次发作均为中午12点左右。一直服用抗癫痫药，未能控制。

现症：患儿精神正常，语言清晰，行动活泼，择食量少，睡眠不宁，大便时燥时溏，脉象滑弦数，舌质红，舌尖赤刺，苔白而润。

辨证：脾虚湿蕴，痰热动风，扰及神明。

立法：平肝息风，化痰止痉。

处方：

生石决明20g	紫石英8g	龙胆草5g	栀子6g
黄连面（分冲）2g	麦冬9g	天竺黄8g	钩藤8g
僵蚕6g	茯苓神各10g	远志6g	

7剂

二诊：药后患儿大便偏溏，且有黏液如涕，1周来未发作。嘱停服西药，继服上方10剂。服药期间，小发作一次，继续隔日服用1剂，两个月内未再发作。将前方配为水丸，朱砂为衣，每日服2g，观察1年，未再复发。

脑血栓角回综合征

对于脑血栓角回综合征，从其发病经过及其症状看，属于中医"厥证"范畴。考之医籍，厥证分类，名目繁多，论述颇详。而厥之形成，多因人体阴阳颠倒，清浊相干，气血奔并，乱于常道所致。

宗修英先生曾与本院神经内科合作治疗多例脑梗死患者，从昏厥气逆之后所出现的健忘、失语、舌强等症状来分析，均系心肾两经之症。因为心主神明，为精神之所舍。人接触外来事物后所发生的一切思维活动，都是由心经所主，而肾经又主骨生髓，上通于脑，人的精神活动、聪明灵智，都与肾经相关联。至于舌体，心经别络系于舌本，肾经夹于舌本，所以舌强不语也与心、肾有着直接关系。

治疗上采用扶正祛邪的方法，补其心肾之亏虚以治其本，再用祛风痰、开窍之品以治其标。

例：孟某，男，50岁。

患者于1977年2月7日出现心悸，汗出，继之上吐下泻，昏倒于厕中。立即送往某医院，诊断为：①急性胃肠炎；②脱水；③痴呆待诊。于2月24日因反应迟钝，失语，记忆力差，收入我院神经内科病房。

体检：体温正常，血压110/70mmHg，神清合作，表情淡漠，瞳孔等大，眼底（−），眼动好，反应迟钝，命名性失语，计算力差，逆行性健忘，抽象思维差，具体思维正常，左右不能分辨，自体失认、失写，轻度失读、失用，定向力正常，无失语，听写能力差，感觉系统正常，四肢活动自如，生理反射存在，无病理反射。

辅助检查：颅骨侧位片示颈动脉虹吸部钙化。脑血管造影：左颈内动脉造影，左颈内动脉颅内段、大脑前动脉、大脑中动脉及其分支均充盈未见移位和新生血管。椎动脉及大脑后动脉分支充盈（侧位）无异常，平片所见虹吸部血管钙化影，造影证实为虹吸部下壁血管壁钙化。脑电图：不正常脑电图，左额部颞前有病灶性改变。双颈动脉血流图：搏动性血流量相差35%（左低），双椎动脉系大致对称。血常规及血生化检查无明显异常。

患者经住院检查，诊断为动脉粥样硬化、脑血管病、脑栓塞（左大脑中动脉皮层支）、角回综合征。患者服用毛冬青、虎杖片、脑青丸等药，症状一直未见改善，经常说错话，读报虽顺利但不能领会主要意思，失算，健忘。1977年10月14日神经内科建议中医治疗，请宗修英先生会诊。

初诊：10月14日。患者仍说错话，写错字（在写十几个字中，就有四五个错字），舌强语涩，嗜睡足冷，二便如常，舌红舌边暗，舌苔薄淡黄，脉缓，寸弱，右关弱。

辨证：劳损心肾，风痰上扰。

立法：养心益肾，化痰开窍。

处方：

菖蒲 9g	远志 9g	当归 9g	丹参 12g
熟地黄 15g	陈皮 9g	半夏 9g	胆南星 9g
阿胶（烊化）9g	枸杞子 9g	莲子心 9g	麦冬 9g

14剂

二诊：12 月 3 日。服前药加减，说话舌已灵活，但多说仍感欠流利，肠鸣便频，舌暗红，舌苔少，脉缓。仍以补益心肾为法。

三诊：1978 年 1 月 17 日。继服上药，患者已能发觉说了错话，书写较前有进步，错字减少，但话多则心烦，舌根发硬，睡眠好，二便调，舌苔薄黄，舌暗红，脉缓稍细弦。

处方：原方加减。

处方：

远志 9g	龟板 18g	菖蒲 12g	益智仁 12g
莲子心 9g	麦冬 12g	五味子 9g	生蒲黄 9g
黄连面（分冲）1.5g			

14 剂

四诊：1978 年 4 月 28 日。已服四十余剂，症情明显好转，语言流畅，着急时说话仍感舌强，往事易忘，偶有说错话、写错字情况，饮食、二便均正常，睡眠安好，舌质暗红，舌苔少，舌下静脉青紫，脉沉细稍弦。

辨证：心肾不足，血瘀阻络。

立法：补养心肾，活血通窍。

处方：

川芎 15g	当归 9g	赤白芍各 12g	熟地 18g
远志 9g	菖蒲 9g	生蒲黄 9g	龟板 15g

14 剂

五诊：1978 年 9 月 11 日。服上方加减七十余剂，患者病情大见好转，能写四五百字的长信，其中约有两三个错字，并能自己检查出来，经思考后纠正，谈话两三个小时，未发现错话，饮食、二便均正常，脉弦缓，舌稍暗，舌苔薄，舌下静脉稍青紫。此时症已大痊，无需服用汤剂，拟按前法，配制丸药以巩固疗效。

处方：

川芎 45g	当归尾 60g	赤白芍各 90g	菖蒲 45g
生蒲黄 45g	郁金 45g	鳖甲 60g	五味子 45g
生牡蛎 75g	丹参 75g	陈皮 18g	甘草 45g

14 剂

上药共研细面，炼蜜为丸，每丸重 9g，每日早午晚各服 1 丸，白水送下。

随访 5 年，一切正常。

按：患者从事脑力工作多年，深思熟虑习以为常，心血肾精，逐日暗耗，则心肾之劳损逐渐形成。《中藏经》曰"烦满、多忘、太息，此得之思虑太过"，李梴曰"心衰则懒语错言"，《内经》亦有"肾志伤则喜忘其前言"的记载。故此心肾两虚，即可出现健忘、失语等症状。再加风痰之邪上扰清阳，乱于头目，则眩仆失语、健忘之症更甚。

在初诊时，方中当归、丹参、熟地、阿胶以滋养心血，熟地、枸杞子、远志以填补肾精，菖蒲、半夏、陈皮、胆南星、莲子心、麦冬以祛痰清心开窍。方中补而兼泄，合中有开。同时见舌边发暗，故在第一方用活血力弱的丹参。此后于原方基础上增入龟板，取"枕中丹"调补阴阳、交通心肾、开窍祛痰之义。以后又见到舌下脉瘀，是说明痰湿上犯，郁阻日久，脉络受阻，而见瘀血之征。故在后方加入活血通脉之川芎、赤芍、生蒲黄等，使痰血俱去，脉道流通，清阳得升，浊阴得降，加减服用七八十剂后，病证遂平。

多发性脑脓肿

患者，男，77 岁。

因下肢多发性脓肿伴高热于 1997 年 12 月 17 日入院。虽经脓肿切开引流及积极的抗炎治疗，病情却日渐加重，1998 年 1 月 8 日出现神志不清。

辅助检查：头颅 MRI 见双侧颞、顶枕部多发囊性球形病灶，囊壁环状强化，病灶周围脑组织水肿明显，脑室轻度受压。脓液培养：巴西奴卡菌。胸部 CT 示：双肺炎症。大便检查：找到霉菌孢子及菌丝。

西医诊断：①脑内多发性脓肿；②脓毒败血症；③双下肢脓肿切开术后；④双肺炎症；⑤消化道霉菌感染。

经院内外多方会诊认为，目前患者病情危重，但脑内多发病灶无法手术，应采用综合保守治疗。治疗原则为抗感染、颅内穿刺吸脓、降低颅内压、营养脑细胞、静脉营养支持。抗细菌感染用克林霉素、磺胺嘧啶、先锋美他醇联合静脉滴入，控制霉菌用大扶康。给予呼吸中枢兴奋剂可拉明、洛贝林，降低颅内压用甘露醇。半月后病情仍不稳定，症状时轻时重，患者呈昏睡状，时有潮式呼吸，高烧，已报病危并向家属交代病情。

在实施上述治疗的同时，于 1998 年 1 月 25 日请宗修英先生会诊。

现症：体温 38.6 ℃，呼吸 18～24 次 / 分钟，脉搏 106 次 / 分钟，血压

18.7/10.7kPa，昏迷，呼之不应，躁动不安，呼吸时深时浅，伴咳嗽痰少，鼻饲流食，导尿，大便时有时无，目瞑舌卷，无囊缩，脉数稍浮等。

辨证：心脾蕴热，肌腐血败，郁毒成痈，毒邪内陷入里，痰血蕴郁，扰及神明之险证。

立法：清热凉血，解毒排脓，化痰活血，醒脑开窍。

处方：

茯苓 16g	半夏 20g	川贝 12g	胆南星 6g
远志 15g	菖蒲 10g	郁金 10g	金银花 20g
连翘 15g	败酱草 20g	冬瓜仁 20g	生薏苡仁 15g
山慈菇 15g	乳香、没药各 6g		茺蔚子 15g
牛黄（另研兑）0.5g	广角粉（冲）0.4g		生甘草 6g

10 剂

每日 1 剂，西洋参另煎，分次胃管灌入。

二诊：上方加减治疗 10 天，于 2 月 6 日再诊。患者体温降至 37℃左右，意识有好转，能自动睁眼，呼之能应，偶能回答问话，或对或错，胃管发现血性物一天，大便次数时多时少，有泡沫，舌时上卷，舌苔黄，脉象沉细弦。大便检查仍有大量霉菌孢子，偶见菌丝。治疗宗原法，加用止血之品。

处方：

金银花 16g	连翘 18g	生地 16g	丹皮 15g
玄参 16g	白术 15g	党参 20g	炙黄芪 20g
炒薏苡仁 15g	川连 4g	浙贝 10g	肉豆蔻 9g
三七粉（冲）3g	白及粉（冲）2g		
生牡蛎（先煎）20g	大枣 6 枚	炙甘草 6g	

10 剂

随症加减治疗月余。体温正常，神识渐清醒。复查大便未找到霉菌，头部MRI 见：双侧多发脑脓肿，面积较前明显缩小，左侧脑室受压。胸片示：双肺纹理增重。继续中药治疗，西药抗生素种类及用量逐渐减少。

三诊：两个月后复诊，患者神志完全清醒，可以回答简单提问，可以学说话。复查头颅 MRI 见：脑脓肿萎缩，脑室轻度粘连。减少清热解毒及益气扶正药，针对脑室粘连重用化痰活血通络之品。

处方：

玄参 15g	生地 20g	茺蔚子 18g	水蛭 12g
白芥子 16g	瓜蒌仁 10g	浙贝 12g	杏仁 12g
青陈皮各 10g	半夏 16g	川楝子 15g	延胡索 15g
川芎 15g	郁金 12g	菖蒲 15g	生薏苡仁 15g
白术 12g	败酱草 30g	甘草 6g	

10 剂

药后，患者病情日渐恢复，可以自行走路、写字，言语清楚且有条理，表达能力逐渐增强。

4 个月后，复查头颅 MRI 见：脑内病灶较前又有吸收。随后停用抗生素，继续用前方加减控制病情，巩固疗效。此患者前后历经 7 个月的中西医积极治疗方转危为安，痊愈出院。

按：本病属于中医"疽毒内陷证"。患者由于正气内虚，毒热内盛，加之治疗不及时，致使正不胜邪，毒不外泄反陷入里，客于营血内犯脏腑而发病。本证为临床急危重证，病势急，病情险恶，死亡率较高。本例患者年事已高，体质每况愈下，邪毒内侵日久更伤正气，导致机体抗病能力下降，病邪留恋，内犯脏腑而发生变证。扶正祛邪的治疗法则不仅可以提高机体的免疫功能和抗病能力，增强和巩固抗生素的抗菌效果，而且可以减少并发症和后遗症，促进疾病的早日恢复。

宗修英先生遵循"实则泻之，虚则补之"的治疗原则，在疾病不同的阶段，治疗的重点有所不同：本例患者疾病的早期应抓住发热、疮疡红肿流脓及病人舌脉的特点，从毒热成痈辨证施治，清热解毒，化腐生新，积极治疗痈疽，防止传变。在患者出现昏迷，毒邪内陷入里，痰血蕴郁，凝阻脑络，扰及神明的危重之时，应立即用化痰活血、凉血解毒，醒脑开窍之法，此时病势最重，病情变化较多，治疗则不要着眼于痈疽的局部，而是要从整体入手，遵从"治病必求其本"的法则，在祛邪之时兼顾扶正。当患者出现并发症时随时根据其正虚的程度和病邪的特性灵活调整方药，要"治在活法，贵在审详"，总以扶正祛邪为准则。待病情稳定后，为了预防炎症吸收后脑室粘连，应及早加重化痰活血通络药物，促进炎症的吸收，减少和预防后遗症的发生。疾病恢复期，病情已明显改善，但不要急于求成，为防止病情反复，要守法守方巩固疗效，使疾病早日康复。

宗修英先生运用邪祛则正复理念，化痰活血、解毒排脓为贯穿始终的祛邪之法，方中金银花、连翘、山慈菇、川连等泻火解毒，消痈攻邪，牛黄、广角、丹皮、玄参、生地等凉血清热解毒。两组药合用，上清心肺，下清肝脾，内及营血，外达肌肤，药猛力宏，可祛除致病之因。瓜蒌、贝母、胆南星等清热化痰，消痈散结。痰湿为阴邪，非温不化，故用半夏、远志、白芥子等辛温宣通，化痰散结。青陈皮、枳壳等行气消痰。此法寒热并用，搜剔脏腑经络、皮里膜外之痰，通畅经络气血，而无阻隔窠囊留滞之患。败酱草、生薏苡仁、冬瓜仁等化腐排脓；乳香、没药、茺蔚子等活血化瘀，散血消肿；水蛭、郁金等破血逐瘀；川芎、延胡索等活血行气；川芎、茺蔚子引诸药上行头目而利窍；菖蒲、远志、郁金等化痰清心开窍。扶正则以党参、黄芪、西洋参、生地、玄参等益气养阴，气血充足则不攻邪而邪自去。白术、茯苓、大枣、肉豆蔻等温中健脾，顾护后天之本，甘草和中而调和诸药。诸药配伍，祛邪而不伤正，扶正而无恋邪之弊。

失　眠

例：王某，男，62 岁。

患者于 1989 年就诊。失眠已多年，每晚需服镇静剂，药量逐渐增加。近月来，彻夜不眠，每晚服用水合氯醛 10～50ml，安眠酮 6 片，睡眠仍不佳，片刻即醒，头昏脑胀，纳食减少，不欲饮水，口苦性急，身疲乏力，二便一般，既往咳嗽多年，痰白量多，脉象弦滑，舌体胖暗，苔黄厚腻，舌下脉稍瘀。

辨证：胆热脾虚，痰湿内蕴。

立法：化痰清胆。

处方：

茯苓 15g	茯神 15g	半夏 18g	橘红 10g
枳壳 10g	竹茹 9g	菖蒲 10g	远志 10g
胆南星 9g	琥珀面（冲）6g	甘草 3g	

5 剂

二诊：单服中药，已能入睡，多梦易醒，醒后仍可再睡，食欲大增，常有饥感，咳嗽未已，吐痰量减，仍有口苦，二便调匀，脉舌同前。原方加减 7 剂。

药后睡眠能达 6 小时，中间偶有暂醒，余症均减。

按：该患者属正虚邪气方实，脾阳素虚，湿痰内蕴，复夹胆热而致失眠。故用温胆汤加味，取其能燥湿健脾，兼清胆祛痰，而获药到病除之功。

郁　证

宗修英先生以为，一般医笈中都载有悲乃肺之志，在声为哭，在液为涕等，但对悲哭之具体论述较少。当人脏腑和协、气血调匀时，五志自然稳定，不致表现太过或不及，一旦脏腑生病，或虚或实，五志即有不同证候出现。如当肺气壅实，"则病喘咳上气，肩背痛、汗出，尻阴股膝踹胫足皆痛"（《诸病源候论》），即《内经》所谓"诸气膹郁，皆属于肺"的病候。如当肺气不足，则会出现"声嘶，语言无力，颤掉缓弱，少气不足……虚寒乏气，恐怖不乐"和"或自惊恐，皮毛自起，或呕逆歌哭笑……面色常白"（《太平圣惠方》）等证。由此可知，悲伤哭泣之证，乃肺气不足之候，根据虚补实泻的治疗原则，故选用补中益气汤进行治疗。

本方之主药党参、黄芪，本为补益中焦，但归经均入肺脾，故亦可借作补益肺气之用。且脾为肺母，肺虚补母，即所谓培土生金或"损其肺者益其气"。一旦肺气充实，则心血调畅，气和神怡，当悲则悲，当喜则喜，不失其度，绝不致无故悲伤，妄自落泪。

本方之加减法：本方主治脾肺气虚所致的伤感症，故以补中益气、升举清阳为主，如兼见气阴并伤，除方中原有当归补阴血外，还可加入适量滋阴药物。

例 1：范某，女，40 岁，教师。

患者于 1982 年就诊。关节疼痛已多年，天阴加剧，食欲不振，大便多溏，肢冷消瘦，阵作燥热，汗出，睡眠不酣。近年来时感抑郁，甚至悲伤，逐渐增剧。在谈笑中，无故落泪，在授课中，也曾当众泪下。家属不敢当面讲述悲欢离合故事，当看见报纸有"热泪盈眶"字样时，她的眼泪早已夺眶而出矣。西医诊为自主神经功能失调，曾服用谷维素等多种药物，均未见效，故来求诊。脉象沉细缓，舌胖苔白。在叙述病情时，还不时落泪。诊为脾肺两虚，风湿痹阻。治法先以补益脾肺为急务。方用补中益气汤加炒白芍 12g。服药 1 周后，伤感症状明显减少，继服半月，症状消失。

例 2：王某，男，54 岁，干部。

患者于 1982 年就诊。一年多来，情绪激动，悲伤易哭。每忆往事，尤其谈及遭受迫害辄泪下如雨，不能控制。如看影剧、书刊，其中有激动人心内容时，热泪盈眶，久不能已。经常无故自觉委屈，甚至暗自落泪。同时伴有气短太息，饮食无味，食后难消，大便先干后溏，动则汗出，身疲腿软，面目虚浮等症。平素易感冒。脉沉稍弱，舌苔薄白。诊为脾肺两虚。治以补益之法，方用补中益气汤。

患者服药 1 周，情绪较前稳定，虽悲伤易哭，但稍能控制。继服前药两周后，谈话已不悲伤，但对影剧书刊中使人激动之内容，仍难控制自己的情绪。改服原方丸剂，服用月余，悲伤之证痊愈。

例 3：李某，女，60 岁。

患者于 1983 年就诊。自觉恶寒，动则汗出，背部畏冷已有数年。近 3 个月来，每于上午 10 时起，低烧 37.3℃～37.4℃，午后 4～5 点即退。口干不思饮，食少不甘，身疲乏力，肢酸喜按，易悲伤落泪，失眠有梦，大便干燥，面色萎黄，精神不振，舌质淡暗，体胖大，苔白根厚，脉象沉细弦，寸弱。此为脾肺两虚，气弱阳浮。治以甘温除热之剂。

处方：

党参 15g	黄芪 15g	白术 9g	陈皮 6g
升麻 3g	柴胡 4.5g	当归 9g	茯神 15g
炙甘草 6g			

5剂

二诊：药后精神较佳，低热稍减，汗量减少，汗后恶风，纳食稍甘，口干亦减，大便变软，仍有失眠，凌晨背觉恶寒，舌稍胖，舌根苔淡黄，脉象沉细。

处方：

党参 15g	生黄芪 24g	白术 9g	陈皮 6g
升麻 3g	柴胡 4.5g	当归 9g	桂枝 4.5g
白芍 9g	尾连 6g		

8剂

药后体温正常，汗止眠佳，饮食渐甘，精神愉快，遂以补中益气丸巩固效果。

按：此病系阳虚发热之郁证，补中益气汤原方加茯神一味，症势略减，而汗出恶风、失眠等证未除，乃于原方增入桂、芍以和营卫，佐尾连配桂枝以取交泰之意，药后症安。

（李宝金、李杨帆）

脾胃病

脾胃病发生的主要机理与脾胃的生理功能密不可分。宗修英先生认为，脾胃作为后天之本及气血化生之源，对机体有重要意义。脾胃疾病不仅直接影响精微物质的消化吸收，而且还影响其他脏腑的功能，进而引起这些脏腑发病。因此，调治脾胃不仅关系到脾胃的强健及脾胃病的治疗，而且对其他多种病证的治疗以及养生保健都有重要影响。脾主运化升清，胃主腐熟通降，但二者的升降功能依赖于肝之升发疏泄来调畅。故宗修英先生认为临证调治脾胃病紧紧把握脾胃病气机失调这一根本病机，临床治疗不离斡旋中州，调畅气机，使之协调平衡。

宗修英先生论述脾胃病的诊治有如下要点：

（一）脾胃为枢，湿滞为因

宗修英先生认为，湿邪所致之脾胃病与多种因素相关。因于外湿所致者与季节、地域、环境有关。因于内湿所致者则与体质因素有根本关系，饮食、药物、情志等因素对本病也有重要影响。湿邪内停最易侵犯脾胃，因脾胃同居中焦，皆属土，共同主持水谷的受纳腐熟、吸收转输，主持水液的运化，是人体水液代谢的枢纽。脾胃强健，水谷水液得以正常的输布和排泄；脾胃功能低下，水谷水液不能正常运化，则水反为湿，谷反为滞，聚而为患。正如《温病条辨·湿》谓："脾主湿土之质，为受湿之区，故中焦湿证最多。"因此无论湿邪困阻脾胃，或脾胃功能失调湿邪内生，作为病理产物的湿邪在脾胃病中均是不容忽视的。

宗修英先生以脾胃为枢、以湿滞为因的指导思想，较之东垣所处动乱年代，饥饱劳倦所致中气不足、元气损伤有很大的差别，而今多为饮食无度，情志不遂，损伤脾胃，运化失司。前者以脾胃气虚、阳气下陷为主；后者以脾失健运、湿浊内蕴、气机失调为主。两者阴阳有别，虚实各异，病机不同，治法亦殊。

（二）发病缓慢隐匿，证候虚实夹杂

宗修英先生认为，湿浊的产生和蓄积犹如滴水成洼需要一定的时间，故其发病多较缓慢而隐匿。病证由轻至重，由简单到复杂。病变虽以脾胃为中心，但其病位极为广泛，可谓内而脏腑筋脉，外而躯体肌表，上中下三焦无处不到。湿邪还可与其他四气相兼，合而为风湿、湿热、寒湿证。加重气机阻滞，升降反作，虚实交错，证候更为错综复杂。故本证的特点为本虚而标实，脾虚与湿盛并存，以脾虚为本；湿邪与寒热混淆，寒湿证与湿热证互见，以寒湿为主。错综复杂的临床证候不仅增加辨证难度，治疗亦棘手，且兼湿性黏滞，所以病程较长，病情缠绵难愈。

（三）斡旋中州，调畅气机，祛湿健脾

宗修英先生总结说："古人云：'治风先治血，血行风自灭'。治湿则宜先调气，气行湿自消。"根据脾胃病的特点，宗修英先生确定了以斡旋中州、调畅气机、祛湿健脾为主的治疗法则。

1. 治脾宜温阳健脾兼理气化湿

宗修英先生认为，脾为阴土，喜燥恶湿。脾健则运，脾和则升，其健运升清依赖脾阳的温煦。脾阳不足，脾失健运，则寒湿内生，壅滞中焦，使气血化生无源。只有湿邪得化，脾不为湿所困才能中阳健运。但湿为阴邪，得温则化；脾为湿土，得阳则运。故治脾必须温健中阳，理气祛湿，醒脾健运。总以健脾、运脾、温脾、醒脾为根本，使脾气健运而不壅滞，中阳得温而升降有常，水谷得以输布，水湿得以转运，气血化生有源。常用治法及方药有：

祛湿理气健脾法：用于治疗脾失健运、气滞湿阻之脘痞腹胀，食后加重，呃逆不畅，口黏不爽，食欲不振，不思饮水，大便溏薄，舌质胖大，舌苔白根厚，脉象沉细缓者。方选：二陈汤合平胃散加减。药用：茯苓、半夏、陈皮、

苍术或白术、厚朴、枳壳、木香、白豆蔻、生姜、大枣、甘草等。大便秘结者，加生白术、木瓜；泛酸者，加吴茱萸、黄连或乌贝散。

化湿温中健脾法：用于治疗脾阳不运、水湿内停之胃脘冷痛，喜暖喜按，脘腹胀满，恶心呕吐，口淡乏味，纳呆不饥，肠鸣泄泻，舌胖淡有齿痕，舌苔白厚腻，脉象沉细弦者。方选：二陈汤合苓桂术甘汤加减。药用：茯苓、苍术、白术、半夏、陈皮、桂枝、高良姜、香附、厚朴、苏梗、砂仁、白豆蔻、谷芽、麦芽、生姜、大枣、甘草等。气虚者加黄芪、党参；冷痛甚者加吴茱萸、延胡索、荜茇。

苦辛祛湿调气法：用于寒热错杂、虚实互见、气滞湿阻之脘胀灼痛，得食痛减，食热则脘中灼，食冷则胃脘不适，或纳食减少，不思饮水，大便干稀交替或大便黏滞不爽，面色黄，舌苔或白或黄，或润或腻，脉象沉细缓或沉细弦滑者。方选：半夏泻心汤合二陈汤加减。药用：半夏、酒黄芩、黄连、干姜、党参、白术、茯苓、陈皮、厚朴、生姜、大枣、甘草等。湿重者加白豆蔻、神曲；湿热较重者加大黄、连翘。

2. 治胃宜清热护阴兼消食降浊

宗修英先生认为，胃为阳土，喜润恶燥，得阴则降，得血则纳，说明阴血的濡润有利于胃气的通降，但其受纳腐熟离不开胃阳的作用，阴阳协调才能完成受纳腐熟通降的功能。由于阳明多气多血的特点，胃的病证以实证、热证多见。因脾胃同居中焦，临床常见脾胃同病，如脾胃湿热、脾虚胃弱、胃强脾弱等，所以病证又较为复杂。

宗修英先生认为治胃不拘一格，常随证而施，但遵循三个原则。其一，清胃不忘消食导滞通腑。因胃与大肠同属阳明，胃热则大肠亦热。症见舌红，苔厚而干，能食易饥，大便秘结等。宗修英先生认为常用黄连、大黄、玄明粉、莱菔子、枳实等，清胃泻火兼导滞通腑，使腑气通畅火清浊降。其二，清火通腑不忘顾护胃阴。因清热多用苦寒之品，苦寒清热易伤阴血，热盛亦易伤阴液。所以治疗不宜过用苦寒，且宜兼顾阴液，如用知母、连翘、玄参、石斛、玉竹、枇杷叶等。其三，因人因证施治兼以健胃消食。为防止养阴药滋腻滞胃，可适当加入药性和缓的健胃消导药，如枳壳、谷麦芽、稻芽、荷叶等。脾胃同病者，证候复杂，可虚实兼见，寒热交错，应灵活辨证，因人因证治宜，或寒热并用，或辛开苦降，或补泻并施，全在临证化裁，务求清热而不伤阴，滋阴而不碍胃，通滞而不伤正。

3. 治脾胃防传变当先柔肝

《金匮要略》中"见肝之病，知肝传脾，当先实脾"的论述为众医皆知。正因肝病易犯脾胃，所以凡见肝之病变，无论有无脾胃症状，均宜先强健脾胃，以助运化，防止肝病犯脾扰胃。反之，脾胃患病时亦可影响肝木。脾胃位居中焦，是人体气机升降的枢纽，气机的正常运行有助于促进肝木的疏泄条达。脾胃功能失调时，或升降反作，或气机阻滞，均会影响肝的疏泄功能。即脾病土衰时，肝木亦可失其条达，此时虽无肝病证候，也宜健脾调肝，以防脾虚肝乘或土壅木郁。至于调肝之法，宗修英先生认为的经验是宜顺其肝木疏泄条达之性而治之。肝郁者宜用柴胡、香附、郁金之类疏肝；肝旺者宜用龙胆草、黄芩清之，或用钩藤、磁石、生龙牡之类平之。同时配合当归、白芍之类柔肝，取逍遥散之意。因滋水可以涵木，壮水可以抑火，或用生熟地、枸杞子、沙参之类滋补肝肾，或山萸肉、五味子之类酸甘化阴，以达滋阴柔肝之目的。

4. 降气通腑，佐治三焦

大肠职司传导变化，担负着为脏腑排除代谢废物的职责。保持大肠通畅，既有利于糟粕排泄和腑气通降，又有助于脏腑功能的协调和三焦气机的调畅。大肠与五脏密切相关，大肠的传导排泄受五脏支配和调节，而其排便正常与否又影响胃肠及机体脏腑的功能，调理大肠，通降腑气有助于脏腑病证的治疗和恢复。宗修英先生认为临证既重视主证主病又非常重视患者的排便情况，临证必问大便性质、排便次数，及大便是否通畅等，并适时调治，对主病主证的治疗起到积极作用。

（四）用药特点

1. 活用二陈

二陈汤药少力专，斡旋中州，建温燥淡渗、益脾理气之功，标本兼顾，健脾而不壅滞，燥湿而不助热。宗修英先生认为常用二陈汤加味配合苍术、白术、白豆蔻、厚朴、枳壳、泽泻等健脾理气祛湿药物治疗湿邪所致各种疾病，虚证可加入补益之品，痰湿盛可重用化痰湿之品，寒湿证加入温化之品，湿热证加入清化之品。正谓虚实皆可用，寒热加减用，三焦配合用。

2. 精选温药

因湿兼多性，因此世人多用清化法治疗湿热证，用温化法治疗寒湿证。从当今临床所见，湿热所致之脾胃病有之，但因诸多导致寒湿内生的因素与日俱增，加之中老年人阳气日衰，寒湿所致之脾胃病则更为多见。所以，宗修英先生认为在治疗脾湿证时，多以二陈汤为主，酌选吴茱萸、桂枝、干姜、生姜等温热之品助之，至于厚朴、苍术、白术、砂仁、白豆蔻等更是常用。但宗修英先生认为并不是盲目施用温补，而是根据寒湿之程度严格审视。如以寒湿内蕴为著者，则以大剂温燥为主，或加入一味连翘、知母。如湿邪久蕴兼有热象者，则在温燥的基础上灵活地选加连翘或黄连，或两者同用。如湿热内蕴或热象明显者，则燥湿、淡渗与苦寒清化并用，同时施以小量的干姜或吴茱萸等温热之品于清化之中，起反佐之功。

3. 行药不滞

脾胃之功能以运而不滞，纳而通降为顺。宗修英先生认为常用白术、苍术、茯苓、薏苡仁、藿香梗、佩兰、白豆蔻等药物，意在通过苦燥、淡渗、芳化等法祛湿醒脾。健脾不等于补脾益气，参、芪及四物之类非有明显气虚、血虚证候时，不得误用或过早应用。因脾虚湿盛患者，时见"大实有羸状"之假候，绝不可见其怠惰嗜卧、四肢不用而枉补助邪为虐。健脾之法不在补而贵在健运，使脾气行而不滞，胃气降而通利，则湿邪得化，精微四布。故严格掌握健脾而不塞滞、祛湿而不伤正的原则，方为祛湿健脾之根本。

4. 辨用苓术

茯苓、苍术、白术作为健脾祛湿药在临床上极为常用，但临证运用需灵活辨证。茯苓淡渗健脾，不燥不寒不泄，性质公正和平，扶正祛邪，标本兼顾。苍术与白术，前者偏于燥湿健脾，后者偏于健脾燥湿，可用于治疗脾虚湿盛之痞满、泄泻、鼓胀等症。但苍术药性偏燥，非湿盛者用之宜谨慎，防其化燥伤阴。而白术除用于以上病证外，既用白术治疗泄泻，也用其治疗便秘，主要在于配伍和剂量的调剂。一般而言，炒白术用于治疗泄泻，剂量不宜大，约在10～15g；生白术用于治疗便秘，剂量要大，根据便秘的程度可用至25～60g。生白术与木瓜、甘草配伍，用于治疗大便秘结具有口干不思饮水等脾虚证候者；而对于大便软而秘结者，宜用大剂量炒白术。白术运用得当，在临床治疗中老年脾虚便秘有较好的疗效。

例1：史某，女，77岁。

初诊：1998年6月14日，脘痞纳呆恶心5个月。

现症：恶心厌食，纳呆不饥，食后脘痞不舒，呃逆矢气时作，夜间咽干不思饮水，口中有味，睡眠早醒，大便不畅，舌质暗红，舌苔薄黄润，脉象沉细弦，面色黄。

辨证：脾虚胃弱，痰湿内蕴。

立法：理气健脾，化湿和中。

处方：

白术 25g	半夏 16g	陈皮 6g	厚朴 12g
枳壳 10g	黄连 6g	干姜 6g	太子参 20g
白豆蔻 10g	百合 15g	生牡蛎 25g	当归 10g
神曲 15g	甘草 5g		

7剂

二诊：6月21日。恶心减，纳食欠甘，大便已畅，余症同前，面色淡黄，舌红苔薄黄，脉沉细缓。

处方：

白术 30g	半夏 16g	陈皮 9g	厚朴 12g
苏梗 10g	乌药 12g	炒莱菔子 15g	木瓜 16g
瓜蒌仁 15g	连翘 16g	白豆蔻 10g	谷麦芽各 20g
甘草 6g			

7剂

三诊：上方加减服用月余，纳食量增，大便正常，唯有时腹部不适，睡眠欠安，舌苔薄微黄，脉象沉缓。上方中减去乌药、炒莱菔子、白豆蔻、瓜蒌仁，加生龙齿 30g，合欢皮 15g，远志 10g，鸡内金 15g，继服 14 剂巩固疗效。

按：本例患者厌食，纳呆，食后脘痞不舒，呃逆矢气时作，治以理气健脾，化湿和中为主，宜用半夏、陈皮类。《医方考》云："半夏辛热能燥湿……所谓治病必求其本也；陈皮辛温能利气，甘草甘平能益脾，益脾则土足以制湿，利气则痰无能留滞，益脾治其本，利气治其标也。"明确指出痰湿内蕴，脾虚胃弱者宜制湿理气，祛邪扶正。

例2：韩某，女，68岁。

初诊：1999年1月8日，高血压病 10 年，冠心病 7 年。

现症：头昏不爽，脑耳鸣响，心中烦乱，时有心前区痛，脘闷纳呆，不思饮水，尿少，大便干燥，数日一行，血压：30/16kPa，舌暗苔黄根厚，舌下瘀著，脉沉缓稍弦。

辨证：痰湿夹血，扰及三焦。

立法：化痰活血通利。

处方：

茯苓 15g	泽泻 12g	白芥子 15g	浙贝母 12g
远志 12g	丹参 20g	茺蔚子 15g	水蛭 6g
牛膝 15g	佩兰叶 20g	枳壳 12g	厚朴 12g
砂仁 9g	生白术 25g	木瓜 15g	莱菔子 12g
甘草 5g			

7剂

二诊：药后患者二便调畅，纳甘能饮，症状逐渐减轻，为保持大便通畅生白术逐渐加至 55g，后停服西药，血压维持在 16～17.3/9.3～10.7kPa。

按：如《医学集成·用药如用兵》所云："善医者，必先审胃气，然后用药攻邪……用药以胃气为本。"脾胃在临床上的重要性毋庸置疑，脾胃既病百病由生已反复述及，关键在于临证时斯理运用是否得当。为医者不仅能在治脾胃病时以及治有脾胃表现的他脏病时调治脾胃，而且更重要的是在脾胃未病时懂得顾护脾胃，调治脏腑时兼顾脾胃，用药治疗时不忘脾胃。

例 3：张某，女，41 岁。

初诊：1997 年 5 月 3 日，素有胃病多年，经常反复发作。

现症：胃脘痞胀，少食即饱，饥则泛酸，脘时作痛，口泛臭味，饮后脘痞，齿龈红肿，大便秘结，舌质微红，舌苔黄，脉滑缓。

辨证：脾胃虚弱，运化失司，湿热蕴扰。

治法：理气健脾，化湿清热。

处方：

茯苓 15g	半夏 16g	白术 15g	陈皮 6g
厚朴 12g	枳壳 10g	黄连 6g	酒黄芩 6g
干姜 6g	党参 12g	木香 6g	荷梗 6g
大枣 6 枚	炙甘草 6g		

7剂

二诊：6 月 6 日。口臭龈肿减轻，纳食好转，大便先干后溏，舌苔薄白润，脉沉滑缓。

处方：

茯苓 18g	党参 20g	白术 15g	半夏 16g
延胡索 10g	木香 6g	川楝子 10g	连翘 15g
吴茱萸 10g	黄连 3g	苏梗 10g	白芷 15g
大枣 6 枚	甘草 6g		

7剂

三诊：随症加减治疗 2 个月后，饮食、二便已正常，唯时泛酸，余症均减，舌苔淡黄有齿痕，脉沉缓，前方加减继服以巩固疗效。

按：本例胃痞，少食，泛酸，治宜茯苓类，凡治脾虚有湿非其莫属，并可与多种药物配合使用，如脾气虚弱者，可与参、芪配合益气健脾；湿盛者，可与薏苡仁、泽泻等配伍加强利水祛湿的作用；湿痰咳嗽、恶心呕吐者，可与陈皮、半夏合用以祛湿化痰和中；心神不安者，用之可益心气安心神，欲温阳祛饮可与桂枝、白术等配伍。

腹 痛

宗修英先生认为在临床中发现，部分患者中，其症状的出现与时间有着密切关系。如脾肾阳虚作泻，多在黎明，故称五更泻、鸡鸣泻等。宗修英先生认为这对医生的辨证与施治会给以启发，如能结合经气运行时间综合考虑，会得到更为理想的效果。

例：赵某，男，13 岁，河北冀县学生。

初诊：1978 年 6 月 18 日。患儿平素健壮，忽于两月前夜间一时许，在酣睡中小腹疼痛难忍，辗转呼号，按之不拒，温之不减，约时许后，痛势渐缓，患儿复睡。天明起床，霍然无病，一如平日。饮食二便正常，照常上学。次日夜间，届时复发，痛势如昨，连发数日。曾去当地基层医院，县、地医院检查，血、便常规正常，肠透视未见异常。曾用镇痛、驱蛔、镇静等剂治疗无效，中医曾用理气、散寒、消导等法亦未获效。每夜必发，已两月有余，遂来京检查，曾在数家医院检查，均无异常发现，只有对症治疗，未见效果。故来我科请宗修英先生诊治。

检查：患儿精神气色正常。询问所苦，除腹痛外，未见任何不适，舌质淡红，舌苔薄白，脉象沉缓，尺弦。

辨证：患儿临床症状不多，仅据发病时间正值肝经运行，而疼痛部位也属肝脉所至，脉见尺弦，乃是下焦疼痛之象。约时许痛缓者，乃肺经当令，金能制木，故自平也。综上所见，乃肝之经气不行，届时而拘急作痛也。

处方：选用芍药甘草汤，予白芍 30g，甘草 10g，3 剂。服后痛未再发，整夜安睡。

按：本证辨为肝气郁滞，拘急作痛，故选用芍药甘草汤。因白芍苦酸微寒，入肝脾二经，主"邪气腹痛"和"除血痹"。正因其入肝缓急止痛，故仲景在用芍药止腹痛诸方均配以甘草，正取"肝苦急，急食甘以缓之"之意也。甘草甘平，能通行十二经，有补中益气、和中缓急之功，甘草配白芍能助白芍疏经气以缓急。本方药仅两味，且用量较重，药少力专，单刀直入，故能奏效。

便　秘

宗修英在临床中常用大剂量生白术治疗便秘，方法独特，效果良好，有助于患者疾病的痊愈。现将其经验介绍如下。

1. 适用于脾虚证便秘

历代医家多用白术健脾燥湿、化痰理气之功效治疗脾虚泄泻、水肿，如理中丸、五苓散、苓桂术甘汤、真武汤等，其中白术用量一般不多于15g。宗修英从《金匮要略·痉湿暍病脉证第二》"伤寒八九日，风湿相搏，身体疼烦，不能自转侧，不呕不渴，脉浮虚而涩者，桂枝附子汤主之；若大便坚，小便自利者，去桂加白术汤主之"中得到启发，根据"大便坚，小便自利者，去桂加白术汤主之"，认为可应用大剂量白术治疗便秘。

经过反复临床验证，宗修英发现重用生白术既适用于脾气虚推动无力的气虚证便秘，亦可应用于湿邪阻滞证便秘，尤其对老年习惯性便秘有独特疗效。他总结老年习惯性便秘的特点是，患者一般年龄较大，大便便质干硬或软而不成形，如厕时久坐努责亦不容易解出，而患者又不愿使用甘油栓、开塞露等灌肠方法。长期便秘导致其津液亏乏、阴阳两虚。治疗上对此类虚证病人不宜用峻下的大黄，以免犯虚虚实实之戒，而且人体对大黄适应得很快，几天之后即无显效，停药复秘，若常用又可致黑肠症；不宜用厚朴、枳实，因其推荡之力太过雄厚，恐伤正气；火麻仁、草决明等润下之品势单力薄，难以奏效。故应当益气健脾通便，如用健脾益气之生白术16～55g，配合木瓜10～15g，甘草6～9g，以酸甘化阴，起到增水行舟之功效，服用2～3剂后即便意快畅，且疗效稳固持久，亦可适当加用黄芪、党参、枳实、瓜蒌等健脾润下之品。宗修英认为，用白术治疗便秘，若单言其功效为"健脾"不全面，准确地说是"健运"，即健脾助运，故其适用证型为脾虚证便秘，如脾虚所致的气虚便秘、湿阻便秘和长期便秘导致津液受损的阴虚证便秘等等。

2. 临证要点

宗修英在临证中很注意望诊的应用，常言《内经》"望而知之谓之神"以强调四诊中对望诊的重视。如在判断便秘病人是否为脾虚证时，应注意观察患者有无神疲倦怠、面白少华、气短声低等，尤其应注意对舌的望诊，须知"症有真假，舌不欺人"，应细心观察舌的质、苔、色、态等。

脾虚证便秘可见舌质淡、苔白、舌边有齿痕，兼水湿痰饮阻滞者，可见舌体胖大而嫩、色淡；若脾肾阳虚，气不化津，水湿上泛，可见舌面水滑，应嘱病人忌食生冷以保护脾阳；出现剥苔者为阴虚津液受伤；苔黄腻表示有阳热之邪；舌暗有瘀点瘀斑、舌下静脉瘀阻是痰瘀相结之兆。应在白术健脾燥湿助运的基础上，相应地加减配伍运用生津、泻热、行气活血化瘀之品。如一大便素秘老者，非服牛黄、川军不下，多日不解即坐立不宁、卧不安席。宗修英诊其舌脉，见其舌胖有齿痕、苔白润，诊为脾虚不能为胃行其津液，嘱其停服硝黄之味，改用健脾之剂，方仅用生白术、木瓜、炙甘草三味，药后便畅神怡。

望舌既可指导便秘的立法选方，亦可辨认便秘疾病的进退。如舌淡胖有齿痕、苔腻或滑为脾虚有痰湿，舌苔越厚表示脾愈虚痰湿愈盛，若经治疗后腻苔由厚转薄，说明脾向健且痰湿渐退，病乃向愈。因此在治疗便秘的过程中，一定要注意患者舌象的变化，以准确地判断病情进展情况，相应地调整治疗方案。

宗修英言，患者的很多自觉症状是依靠问诊得到的，故必须重视问诊的运用，对便秘的病人尤其如此。初诊时患者可能因以前未加留意而无法详细描述，此时应嘱咐病人自己细心观察，复诊时再补充相关情况，因此对便秘病人的问诊要做到"有者求之，无者求之"。如脾气虚便秘，粪质有时并不干硬，虽有便意，但临厕努挣乏力，便难排出，汗出气短，便后乏力，则治疗上相应地加用黄芪等益气之品。此应和心悸气短、失眠多梦的血虚便秘，心烦、潮热盗汗的阴虚便秘，以及小便清长、腹中冷痛的阳虚便秘相鉴别，一则有助于准确辨证，二则有助于治疗加减用药。

此外尚应注意问其口渴与饮水的情况，以判断病的阴阳属性。因脾主运化水湿，故脾气虚常兼湿邪阻滞，故口不渴、口渴不多饮或渴喜温饮是辨证的要点之一。因老年人脾气虚弱，湿邪阻滞不能为胃行其津液，以致肠道干枯，传导迟缓，排便无力、大便先干后溏或黏滞不爽，因痰湿偏重，津液未伤，故口不渴；如痰湿内阻，津不上承则口渴但不多饮；温可行气而助阳，故喜温饮。

脾虚证便秘患者的脉象常可见沉而虚弱、濡脉等。宗修英引《濒湖脉学》之言"沉脉主里，有力里实，无力里虚。沉则为气，又主水蓄"，说明脾气虚或水湿停滞则脉沉，"寸弱阳虚病可知，关为胃弱与脾衰。弱主气虚之病"，强调寸关弱提示脾胃气虚；"濡主血虚之病，又为伤湿"，提示阴血虚或水湿痰饮盛皆有可能见濡脉，临证应细辨脉象，为准确辨证提供重要依据。

3. 应用心得

宗修英认为，重用生白术治疗便秘应注意以下几个方面：

（1）一定要用生白术，炒白术与生白术均有健脾益气之功，但炒白术燥湿力强，而生白术助运之力强，更有助于通便下行。

（2）生白术使用剂量可从 16g 至 55g，临床使用中尚未见腹痛 、腹泻等不适症状发生。

（3）可配伍木瓜、甘草共用。木瓜味酸性温，入肝、脾经，可平肝和胃去湿；甘草味甘，性生用偏寒、炙用偏温，归脾、胃、心、肺经，可补益心脾，二药共用有酸甘化阴、增水行舟之效。

（4）主要适用于脾虚证便秘，如脾虚所致的气虚便秘、湿阻便秘等，辨证要点为神疲倦怠，面白少华，气短声低，或口不渴、口渴不多饮或渴喜温饮，舌质淡苔白舌边有齿痕，舌体胖大而嫩，或舌面水滑，脉沉而虚弱、濡等；也可用于长期便秘导致津液受损的阴虚证便秘及其他证型便秘，但须相应地加减运用对证方药。

（5）除用于治疗原发性便秘外，也可用于继发性便秘，有利于原发病的治疗及患者康复，如宗修英治疗慢性肾炎兼便秘者，常加用生白术 30～50g，使大便稀溏保持每日 2～3 次，可大大缓解患者的肾炎中毒症状。

例 1：患者，女，38 岁。

2007 年 10 月初诊。长期便秘，经多方求治无效来我处就诊，症见便秘偶有便鲜血，伴恶风、失眠、睡觉易醒，夜尿频数，腰痛，腰部喜温喜按，小腹痛有紧收感，颈肩痛，全身不适感，舌胖大苔白边有齿痕，脉沉细。

辨证：心脾两虚，肾气不充，心肾不交。

立法：补益心脾，交通心肾。

处方：

生白术 16g	木瓜 12g	甘草 6g	熟地 20g
远志 15g	生杜仲 20g	桑寄生 20g	牛膝 15g
桂枝 12g			

7 剂

7 剂而诸症大减。继服原方 14 剂痊愈。

例 2：患者，男，58 岁。

2007 年 10 月初诊。便秘数月，曾服蜂蜜、芦荟、麻仁润肠丸等无效。症见神疲倦怠、气短乏力声低、口咽干燥、失眠等，舌淡苔白，脉细弱。

辨证：脾气虚弱，阴津受损。

立法：益气健脾，养阴生津。

处方：

生白术 30g	木瓜 16g	生黄芪 25g	玄参 20g
黄精 20g	柏子仁 15g	肉桂 3g	阿胶 12g

14 剂

14 剂后诸症消失。继服生白术 30g、木瓜 16g 调治 1 周，未复发。

（王永志、韩玉）

肾系疾病

慢性肾小球肾炎

慢性肾小球肾炎是由多种原因引起的、有不同病理类型的肾脏免疫炎症性疾病。起病缓慢，病情迁延，临床表现繁杂，可有水肿、蛋白尿、血尿、高血压。后期导致肾实质进行性损害、肾功能不全，引起体内氮质及其他代谢产物潴留，出现胃肠、神经、循环等系统的各种症状。相当于中医的"肾风病"、"水肿"，后期则属于虚劳、癃闭、关格等范畴。

宗修英先生认为，本病与肺、脾、肾三脏功能失调有关，证多属虚实夹杂，治疗应标本兼顾，脾肾并治。具体内容如下：

1. 对病因病机的认识

（1）内因责之肺脾肾三脏

慢性肾炎病位在肾。肾主水，主封藏，五脏六腑之精气皆藏于肾，肾气足则精气内守，虚则精气外泄。肾体受损，其主水、封藏等功能减退，出现水肿、蛋白尿。《诸病源候论·水病诸候》曰："水病无不由脾肾虚所为，脾肾虚则水妄行，盈溢皮肤而令周身肿满。"指出其病机与脾肾两脏密切相关，然而水为至阴，其本在肾，水化于气，其标在肺，水唯畏土，其制在脾。

盖肺为水之上源，主一身之气，又主宣发肃降，通调水道。肺脏虚损或外邪犯肺，肺气郁闭，宣降失职则调节水液代谢功能障碍。脾运不健，一则水湿泛滥而为水肿，一则清阳不升，精微不能归藏而下泄，出现蛋白尿，所谓"中气不足，溲便为之变"。《内经》云"肾合精主于脾"，如脾气虚弱则肾失水谷精微充养，可伤肾损阳。肾气亏虚，一则气化不利而水肿，一则精关不固，精微失守而下泄尿中形成尿蛋白，即"肾者胃之关也，关门不利，故聚水而从其类也"。一方面病邪久羁，正气被伐，脾肾虚损，气血化源不足，加之统摄、封藏不固，蛋白流失，或频频尿血，严重贫血，以致精气血匮乏；另一方面肺气郁闭，脾肾亏虚，气化失司，导致水湿痰浊、湿热邪毒、瘀血等病理产物形成。病情迁延，正气衰惫，邪气留恋，水湿痰浊滞留，充斥三焦，清浊相干，即出现氮质血症、尿毒症，形成本虚标实的病理状态。

（2）痰湿存在的必然性和普遍性

慢性肾炎临床常常表现为水肿和蛋白尿。宗修英先生认为，犯肺、伤脾、损肾，是病情由浅入深的过程。病之起因不离乎风邪湿热和脏腑功能失调，病之发生发展，无论在肺、在脾、在肾，均可引起水液代谢障碍，导致水停湿聚痰生。"脾恶湿"，水湿内停，脾当其冲，湿困脾土，又进一步削弱脾运化水湿的功能，形成恶性循环。

从症状、体征看，慢性肾炎、尿毒症患者，可见头晕目眩，表情呆板，甚至昏迷等症，乃痰湿浊邪上蒙清窍；纳呆腹胀，恶心呕吐，乃水饮痰湿聚于肠胃；口中尿臭味，乃湿浊久蒸；肢肿困重，乃痰湿流溢四肢；皮肤瘙痒，乃湿浊外郁肌肤；高血压乃痰浊过盛，壅滞气机，升降失调；尿浊，乃湿浊下注；口苦，咽干，咽痛，乃湿浊郁热上扰；并有舌淡胖、苔润或厚腻、脉滑等痰湿之征。

可见水湿痰浊是本病发生发展的基本环节，且贯穿于疾病的全过程，说明痰湿是客观存在的，而且具有必然性和普遍性。

（3）痰湿、湿热邪毒是病情缠绵难愈、反复与恶化的重要原因

慢性肾炎起病缓慢，病情迁延，易反复与恶化。宗修英先生认为，痰湿久

羁、湿热胶结是重要原因之一。痰湿为患，病位极其广泛，波及的脏腑组织甚多。可谓内而脏腑气血筋脉，外而四肢百骸肌肉，上中下三焦无处不到，况且可与他邪合病，易阻碍气血运行。诸多特性使本病证候错综复杂、寒热虚实交错、辨治困难，以致病情难愈，容易恶化。又因痰湿为阴邪，其性濡润，黏滞难消，来缓去迟。治疗后临床症状消失、实验室检查指标正常，获得临床缓解，但肾小球内部的病灶尚未完全消除，病理并未完全改善，处于正虚邪恋状态。一旦外感六淫、饮食劳倦、七情所伤，则余灰复燃，病情多有反复，痰湿越聚越盛，正气越来越虚，发展为尿毒症。

2.临证注重望舌问饮

辨证施治是中医的精髓，而收集四诊资料是其依据和前提。由于本病病机和症状杂乱，寒热虚实错杂，临证容易误诊，四诊需要全面细致，宗修英先生在临床上尤其注重望舌问饮。

（1）望舌为首务

宗修英先生认为，望诊居四诊之首，而舌诊更具有很大的诊断价值。"舌为心之苗，心系连五脏，洞察脏腑，不亚于面色。症有真假，舌不欺人。"舌为脾之外候，诸经脉或夹于舌本，或络于舌，或散于舌下，舌苔乃胃气上蒸而生。通过望舌可以直接了解脾胃的盛衰、邪气的多少、寒热的变化、兼夹的情况和疾病的进退。舌胖齿痕、苔腻或滑为痰湿，舌苔越厚，表示痰湿越盛，经过治疗，腻苔由厚转薄，说明痰湿渐退，病乃向愈；如果日渐积厚，说明痰病日重；出现剥苔者为津液受伤。苔黄腻表示有阳热之邪，舌暗有瘀点瘀斑、舌下静脉瘀粗，是痰瘀相结之兆。其中腻苔是诊断痰湿的重要依据之一。然苔白不全是寒，而苔黄不一定是热，如苔黄腻而厚，舌质红，说明痰湿兼热；苔黄干燥，说明痰湿化燥伤阴；舌质淡而胖嫩为寒湿证。临证尚需四诊合参，详细辨证，揆度奇恒，透过形象看本质，方能更有效地指导临床。在宗修英先生的病案记录中对舌之上下，舌质、舌苔、颜色、形态等的描写最为详细。

（2）问饮审病性

问诊时，宗修英先生要求"有者求之，无者求之"，既做到全面，又突出重点。痰湿证在本病中普遍存在，问诊时重点要问饮，以判断病的阴阳属性。主要询问口渴的有无、饮水的多少及冷热喜恶。口不渴、口渴不多饮或渴喜温饮者为痰湿，因痰湿偏重，津液未伤，故口不渴；如痰湿内阻，津不上承则口渴但不多饮；温可行气而助阳，故喜温饮。需与热邪伤津之口渴喜冷、阴虚火旺之口渴引饮、饮不解渴加以鉴别。素嗜生冷饮食者，易伤脾阳，多无阳热之邪；嗜辛辣油炸肥甘厚味者，易化热生火。另外，痰湿容易阻遏气机，妨碍卫气的正常运行，常有睡眠方面的病理表现，如嗜睡昏愦或多梦烦躁等，问诊时也不能忽视。

3. 治疗经验与体会

（1）辨证分型

肺脾气虚：气短，自汗，神疲乏力，纳少便溏，眼胞浮肿，素易感冒，舌淡或胖有齿痕，苔白，脉沉或细，用玉屏风散合香砂六君子、参苓白术丸加减。如有外邪侵袭，咽喉肿痛，咳嗽，合银翘散加减。

肝肾阴虚：腰膝酸痛，身倦乏力，头晕少寐，口干咽燥，手足心热，或有四肢浮肿，舌红少苔，脉细或细数，用六味地黄丸或猪苓汤加减。

脾肾阳虚：腰膝酸痛，疲乏无力，声低懒言，面足浮肿，纳少便溏，畏寒肢冷，小便短少，易于感冒，舌胖齿痕，脉沉无力，用金匮肾气丸、真武汤合实脾饮加减。

（2）调脏腑治本，祛痰浊湿毒治标

宗修英先生体会，慢性肾炎患者均存在着不同程度的痰湿证候，痰湿之邪不除，则正气难复。祛邪当以祛痰湿为中心，更为防止病情反复，祛邪务尽方能安正。然痰湿邪毒本由脏腑功能失调所产生，又可反过来影响脏腑功能，故调整脏腑气化功能是祛邪的根本。

从肺论治，宣透排邪。即"开鬼门"，宣肺利水，泻肺降气，清热解毒，常用麻黄、连翘、赤小豆、苏叶、防风、竹叶、泽泻、白茅根、板蓝根、金银花、射干、儿茶、桔梗、桑白皮、葶苈子，使肺气条达，三焦水道通利，水得以下行膀胱。主要用于本病早期或急性发作，兼感外邪，风水相搏，肺气郁闭，毒热蕴结之证，也可用于任何时期汗出不透或无汗之证。

从肾论治，治病之本。偏于阴虚者，宜肺肾同治，滋阴利水，祛湿化痰，脾土得肾水涵养而运化不息，治痰湿之本也，用六味地黄丸或猪苓汤，选用熟地、山茱萸、山药、泽泻、茯苓、丹皮、阿胶、萆薢、生薏苡仁、茅根、滑石、车前子、防己，佐以理气化滞之陈皮、大腹皮、枳壳；偏于阳虚者，宜脾肾同治，温阳利水，用金匮肾气丸、真武汤、五苓散加减，选用附子、肉桂（或桂枝）、干姜、生黄芪、防己、茯苓、茯苓皮、猪苓、泽泻、车前子、滑石、牛膝、大腹皮。

从脾论治，化痰祛浊。宜脾胃同治或脾肾同治，健脾益肾和胃，祛湿利水，脾阳得肾阳温煦则气能化水，用二陈汤合实脾饮加减，选用茯苓、半夏、泽泻、陈皮、桂枝、益智仁、杜仲、牛膝、大腹皮、白术、滑石、石韦。

（3）重视脾胃，运化水湿

诸脏之中，无论治本抑或治标，调脾最为关键。《明医指掌》曰："利水不必行峻剂，脾能健运自宽舒。"脾胃同居中州，脾主运化水湿和输布精微物质，胃主受纳腐熟而通降，为气机升降的枢纽、气血生化之源，又是痰湿产生的根源，痰湿为患，脾又首当其冲。脾胃升清降浊正常，则有利于其他脏腑功能的调整。本病后期肾功能受损，常常出现头晕、心悸、乏力等贫血症状和纳呆、恶心，甚至频频呕吐等胃肠方面的症状，服药困难。药物的吸收全赖于脾胃，脾胃受病白药难施，或药而无功。通过调治脾胃以降逆化浊开胃，益气生血，临床常用人参归脾汤、温胆汤、二陈汤。《医宗金鉴》："二陈汤为治痰之标，不能治虚痰之本，虚痰之本在脾胃，治者详之。"宗修英先生认为，半夏、陈皮性温而燥，燥湿化痰，陈皮理气，茯苓淡渗，俾湿无所聚，甘草甘平，助茯苓健脾补虚以绝生痰之源。全方功兼健脾、渗湿、化痰、理气，标本皆俱，药少力专，斡旋中州，健脾而不壅滞，祛邪而不伤正，燥湿而不助热，无论寒热虚实，均可广泛应用。以二陈汤作为基本方，尚需灵活变通，用药有所侧重，方能得心应手，效如桴鼓。"治上焦如羽，非轻不举"，病位在上者，宜芳化，宣化湿浊。"治中焦如衡，非平不安"，病位在中焦者，宜温燥痰湿，参以降之、举之、疏之，平调气机。病位在下者，应淡渗利湿，因势利导。

（4）多虚多瘀，调理气血

痰湿水毒之邪羁留，日久常常影响到气血的运行，加之脏腑功能障碍，化生气血之源不足，导致气滞血瘀、气虚血瘀、气血两虚，故调理气血也属必要，常用黄芪、党参、白术、当归、阿胶、山萸肉等补益气血，用川芎、陈皮、厚朴、赤芍、当归、丹皮、丹参等理气活血。气血充足则脏腑功能强健邪毒无从由生；气血运行通畅则痰湿自消。黄芪、茯苓为本病各型常用之药，茯苓健脾渗湿，不燥不泄，性质平和，扶正祛邪；黄芪大补元气，《冷庐医话》曰："黄芪实表，表虚则水聚表里膜外而成肿胀，得黄芪以开通隧道，水被祛逐，胀自消矣。"现代药理研究证明黄芪有很好的免疫调解作用（双向调节），茯苓有明显的利尿、镇静功能。

（5）补利通涩，务当权变

水肿病的治法，唐以前多以汗、利为主，明以后医家则多倾向温补。李中梓《医家必读》中谓水肿症"又有标实而本虚，泻之不可，补之无力，极为危险。"宗修英先生强调，慢性肾炎尤其尿毒症期症情复杂，临床上有面浮水肿、面色苍白、形寒畏冷等一派阴寒之象，又有口苦恶心、咽干咽痛、尿少便秘、皮肤瘙痒、苔黄腻等毒热内蕴之证，形成寒热虚实错综复杂的局面，临证当详审病情，推究病机，察其阴阳，补利有度，标本兼顾，不可攻利太过，否则一时取效，旋又复发。对于水势泛滥，全身浮肿，按之如泥，胸憋气喘，而正气尚支者，攻利可做权宜之计，阴霾消散则阳气自舒，待水势稍退后即守常法为治。本病病程缠绵难愈，治疗贵在坚持方可取效。

宗修英先生认为，蛋白是人体的精微物质，由脾化生、转输，由肾封藏，因此蛋白尿与脾肾关系最大，也有因下焦湿热引起者。病因不同，治疗迥异，有通利和固涩之别，临证要全面考虑邪正的情况和病程的长短。一般来说，初得之时，多因下焦湿热壅盛所致，治当清利湿浊，祛邪以安正，酌情选用知母、黄柏、蝉蜕、苦参、石韦、萆薢、萹蓄、竹叶，待邪气稍退后再加滋养肾阴之品；病久正虚，却因输布、统摄、封藏失职，精微下注，仅用通利只能令正气更伤，要以固涩为主，兼用通利，扶正以祛邪，选用芡实、金樱子、益智仁、五味子、女贞子、旱莲草。

通利之法，包括利小便和通大便。大肠为六腑之一，司传导，担负着排泄体内代谢废物的职责。六腑以通为用，以通为补，以降为顺，大肠畅通，腑气通降，才能及时排泄出体内代谢废物，有利于协调脏腑功能和调畅三焦气机。经言："魄门亦为五脏使。"说明大肠与五脏密切相关，大肠的传导排泄受五脏的支配和调节，而其排便情况又影响脏腑之功能。

治疗本病，宗修英先生重视排便的情况，强调保持大便畅通，有助于排毒泄浊降氮。临证必问大便的次数、性状及是否通畅，适时通腑排便，在辨证用药的基础上加通便药。体虚不甚用泻下通便之大黄 6 ~ 15g，重者可逐渐用至40 ~ 50g，虚者加健脾通便之生白术 30 ~ 50g，使大便稀溏保持在每日 2 ~ 3 次，可大大缓解或减轻患者的中毒症状。宗修英先生认为白术对大便异常具有双重性作用，即可止泻，又可通便。西医学研究证实白术对肠管有双向调节作用，可治疗消化功能紊乱引起的脾虚泄泻和便秘。

利尿尽量用淡渗之品，既不伤阳，又可导阴霾之邪外出，也可用滋肾通关丸，其中知母、黄柏与肉桂的用量比例可依症调整。滋肾通关治疗热蕴下焦之尿少、尿血，排尿不畅，黄柏、知母各 10 ~ 15g，肉桂 1 ~ 3g，也可用于脾肾阳虚或寒湿困脾，于温药中加入本方，用量调整为知母、黄柏各 10g，肉桂 3～6g。

（6）重视温补，巧用佐药

对于脾阳不足或寒湿内蕴者，用吴茱萸、桂枝、干姜等温阳，茯苓、半夏、苍术、厚朴温化寒湿，用党参、白术、黄芪益气健脾；对于肾阳虚衰者用附子、肉桂温阳蠲邪，川断、桑寄生、杜仲益气强肾。少佐轻清上浮之连翘、气味甘寒之知母，温中佐清，达到助阳化湿，而无伤阴之弊。对于气血亏虚者用黄芪、党参、熟地、当归、白芍、山茱萸益气养血，稍加理气之陈皮、砂仁，补中佐开，达到补而不滞。

（7）天人合一，因时论治

中医对人与自然的关系早有论述，最早的运气学说就把六气主时、客主加临作了具体推测。针灸学的子午流注、灵龟八法又把经俞配穴与年月日时结合起来，《内经》更有"必先岁气，勿伐天和"的严格要求。这些论述未必精辟无疵，但可知先哲对人与自然界的关系已经考虑多多矣。虽然不尽符合于人体生物钟概念，但究属这一范围的问题。

宗修英先生认为疾病的病因病机，不仅与脏腑气血、六淫七情、饮食劳倦有关，它与一年之四季，每季之节气，每天之昼夜十二时辰都有密切关系。尤其是届时必发不爽分毫之疾，更能发人深省。如癫痫有发于昼者，也有发于夜者，脾肾泄之发于黎明，疟疾之按时而发，有夜半必倚息而喘，有晨起必发干呕。更有宿疾沉疴逢节引发，乃至"旦慧、昼安、夕加、夜甚"的常见规律等等，无不因时间转移而变异。故在辨证施治之际，如背离人与自然界的关系，其效果如何，是不言而喻的。

例 1：刘某，女，78 岁。

因下肢浮肿 6 年，1995 年 B 超报告"双肾萎缩"，1998 年 6 月 30 日门诊就医。

现症：双踝浮肿，小便短少，头晕神疲，肤干无汗，纳少不饮，大便干结，面黄少华，皮肤干燥脱屑，舌淡苔黄厚腻，舌下脉瘀，脉沉细缓。尿常规示尿蛋白（+～++），血红蛋白7.8g/L，尿素氮29mg/dl，肌酐7.09mg/dl。

西医诊断：慢性肾小球肾炎、慢性肾功能不全。

中医诊断：水肿、虚劳，辨证为肺肾两虚，玄府郁闭。

立法：补益肺肾，宣泄透解。

处方：

炒知柏各12g	肉桂3g	生熟地各25g	当归15g
牛膝12g	生麻黄5g	荆芥穗10g	苏子叶各10g
杏仁12g	萹蓄15g	车前子15g	绵萆薢16g
滑石20g	生白术30g	木瓜16g	郁李仁15g
生甘草6g			

10剂

二诊：服药7剂，已得汗，皮肤渐润，踝肿减轻，余症同前，舌质稍红，苔黄欠津，舌下仍瘀，脉沉缓。暂以祛邪为先，开鬼门，洁净府。

处方：

炒知柏各12g	肉桂4g	萆薢15g	生麻黄5g
荆芥穗10g	苏子叶各10g	杏仁12g	牛膝15g
车前子15g	滑石20g	生白术45g	木瓜16g
郁李仁15g	砂仁10g	稻麦芽各25g	生甘草6g

7剂

三诊：服药7剂，皮肤已润，踝肿殆尽，大便日一行，小便量可，精神怡爽，纳少不甘，且厌油腻，舌质稍暗，舌苔薄黄，脉象沉缓。守原法。

处方：

炒知柏各 12g	肉桂 4g	草薢 15g	生麻黄 4g
杏仁 15g	牛膝 15g	车前子 15g	滑石 20g
生白术 50g	木瓜 16g	郁李仁 20g	砂仁 10g
稻麦芽各 25g	生甘草 6g	麻仁 20g	白蔻仁 10g
焦三仙 45g			

继服以巩固疗效。

例 2：张某，女，43 岁。

因下肢水肿、蛋白尿诊断为慢性肾小球肾炎，于 1998 年 3 月 17 日就诊。现症：膝以下浮肿，尿短尿灼、黄浊多沫，经常咽痛，口干不思饮，咽赤舌红，舌边齿痕，苔黄厚腻，脉沉缓。尿蛋白（++～+），尿素氮 12mg/dl，肌酐 0.8mg/dl。

辨证：痰湿热毒蕴郁。

立法：祛痰清利，解毒利咽。

处方：

金银花 20g	连翘 20g	茯苓 15g	泽泻 10g
滑石 20g	竹叶 6g	猪苓 15g	桂枝 6g
牛膝 12g	车前子 15g	板蓝根 15g	射干 12g
儿茶 6g	桔梗 12g	甘草 6g	

加减服用半年，水肿减轻，尿蛋白（+～-）。原方加入生黄芪 25g，党参 15g，杜仲 12g。治疗近 2 年，水肿、尿蛋白基本消失，肾功能检查指标正常。

例3：刘某，男，24岁，干部。

初诊：1983年6月8日。一个月前，患者发现尿时有泡沫，经尿检有蛋白（+~++），经治疗后有效。既往：2年前曾出现过尿蛋白。

现症：上午、晚间尿检正常，未见蛋白，唯在中午则有蛋白（+），少量红细胞。双腿酸沉乏力，晨起心悸，食欲一般，量稍减，饮水量多，大便正常，经用中西药未能获效，精神尚可，眼睑略有浮肿，舌苔淡黄稍厚，脉象沉缓，左寸独强。

辨证：肾阴不足，心火偏亢。

立法：滋肾清心。

处方：用二至丸、导赤散加味调制。

处方：

旱莲草20g	女贞子15g	黄连6g	生地18g
竹叶6g	木通6g	玄参15g	牛膝15g
茅根20g	生甘草6g		

7剂

二诊：6月16日。药后诸症消失，尿检阴性。原方继服数剂，以资巩固。

按：肾炎之尿蛋白，晨起量少，活动后增多，乃属常见，而本例唯在中午出现，其他时间均属阴性，则有其特性矣。腿酸无力，口渴思饮，眼睑稍有浮肿，乃是肾阴不足，开合失司，水道不利之候。蛋白独见于中午，午属心经，左寸又强，正是肾阴亏损，不能济心，而心阳亢盛，遂下移热于小肠，致使泌别失常，而蛋白出焉。故不因循肾炎治疗的陈规，而从时间考虑采用滋肾清心之法，收到一方而愈之效。

（谢燕芳、韩玉）

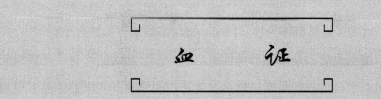

血　征

原发性血小板增多症

原发性血小板增多症又被称为特发性血小板增多症或出血性血小板增多症，系克隆性多能干细胞疾病，是骨髓增殖性疾病的一种。其特征是骨髓巨核细胞过度增生，外周血中血小板数量明显增多且伴有功能异常。临床上主要表现为自发性出血倾向和／或血栓形成，约半数病人可有脾肿大。本病发病率较低，临床上较为少见。本病的病因尚不明确，治疗上缺少针对性，西医治疗方法是用放射性磷（^{32}P）、骨髓抑制性药物、马利兰、环磷酰胺等，或血浆置换疗法，还有主张脾切除者。

宗修英先生曾治疗数例血小板增多症患者，有一定疗效，现介绍如下：

例1：谭某，女，22岁，电工。

患者于1960年因脾脏肿大、剧痛、下肢瘀斑、头痛头晕乏力等症状在某医院检查。检查结果显示血小板（1500～2500）× 10^9/L，结合骨髓涂片及磷酸酶染色等检查，诊为原发性血小板增多症。经用马利兰等药物治疗，血小板可暂时降至 $1000 × 10^9$/L，稍一停药，旋即上升。于同年做脾切除术，术后血小板仍未改善，且服用马利兰时，出现白细胞下降和纳呆、恶心等症状，遂改用中医治疗。

初诊：1961 年 5 月 10 日。症见头晕头痛，乏力纳呆恶心，下肢时有紫斑成片，偶见鼻衄，刷牙出血，月经量多，口干不思饮，烦急易哭，睡眠多梦，二便正常，脉沉弦稍数，舌边微红，舌苔淡黄。

辨证：肝热动血。

立法：治以柔肝凉血，参以舒肝和胃之法。

处方：

当归 9g	白芍 12g	生地黄 18g	丹皮 9g
夏枯草 12g	柴胡 10g	黄芩 9g	紫草 12g
茅根 15g	沙参 18g	稻麦芽各 15g	荷叶 9g
竹茹 6g			

14 剂

水煎服，并嘱停服西药。

二诊：1961 年 6 月 4 日。患者服药后自觉症状减轻，知饥纳甘，血小板下降至 800×10^9/L。原方加减继服半年，血小板正常。两年后结婚，生一子。退休后血小板亦稳定，偶因急怒劳乏可波动于（300～500）$\times 10^9$/L 之间，稍服育阴平肝之品即可正常，无明显不适症状。

例 2：张某，女，27 岁，保育员。

患者半年以来经常头晕乏力。1984 年 7 月月经量极多，持续 45 天未止，经检查血小板为 510×10^9/L。又经首都医院检查，肝大肋下可及 1.5cm，脾大肋下可及 5cm。血液科骨穿检查骨髓增生活跃，粒/细 =3.6∶1，中幼粒略有偏高，粒、红系统各阶段大致正常，巨核细胞多见，血小板多且见成堆。

西医诊为骨髓增殖性原发血小板增多症，建议脾切除，患者不同意。给服马利兰、左旋溶肉瘤素等，症状日增，血小板未见下降。改用中医治疗。

初诊：1984 年 11 月 19 日。症见头晕头痛，两胁下窜痛、刺痛，左重于右。

下肢作痛，以关节肌肉为重，稍有浮肿，纳少不饥，口渴不多饮，便干尿黄。每于经期头疼增重，烦急欲哭，经后赤带。平时齿龈易肿，刷牙出血，手足汗出，面色萎黄，精神萎靡，舌边尖稍红，苔薄白，脉沉缓稍细。

辨证：肝郁化热，犯脾动血。

立法：清热平肝，健脾疏泄。

处方：

龙胆草 8g	酒芩 9g	茯苓 15g	白术 15g
泽泻 12g	生石决（先煎）30g	柴胡 8g	青黛 8g
生姜 3 片	甘草 5g	大枣 4 个	

21 剂

二诊：1984 年 12 月 12 日。患者服上药 3 周后精神好转，胁下作痛一次，劳则头晕，血带已少，关节时串痛，大便仍干，面色暗黄，脉沉缓。血小板 386×10^9/L。宗原方加养血蠲痹之品，症状继续好转。

三诊：1985～1989 年血小板一直保持在（156～350）$\times 10^9$/L，中间曾有几次波动在（350～470）$\times 10^9$/L，均发生在经前头痛阶段，或心情抑郁急怒之际，或在劳累之后。此时即以养阴舒郁、清肝泄心之品调治，药后即效。

处方：

当归 12g	白芍 15g	生地 20g	丹皮 10g
鳖甲 20g	川楝子 10g	青皮 10g	柴胡 12g
坤草 20g	怀牛膝 10g	白芷 16g	川芎 10g
黄连 3g	木通 3g	竹叶 6g	

四诊：1990～1991 年病势平稳，血象正常，血小板 160×10^9/L，肝脏大小正常，脾大肋下可及 2.1cm，症状消失。

例3：曹某，女，62岁，退休工人。

患者于 1981 年因肺炎住院治疗，发现血小板 $1100 \times 10^9/L$、白细胞 $43 \times 10^9/L$。患者在人民医院骨穿检查，诊为血小板增多症。服用二溴甘露醇，可降至（$250 \sim 300$）$\times 10^9/L$，因该药毒副作用较强，停用。又转某医院治疗，因服西药后不适，且血小板不稳定，改用中医治疗。

初诊：1986 年 4 月 17 日。症见鼻衄，双下肢酸痛，四肢末端痛，皮色紫暗，头晕目花。食后胃脘胀痛，口干苦思饮水，五心烦热，时自汗出，不恶风，眠迟多梦易醒，小便正常，大便干燥，数日一行，两颧深赤，唇暗，舌尖边红，苔黄厚，脉右沉细数，左弦滑稍数。肝在肋下 2.5cm，脾不肿大。血常规示血小板 $670 \times 10^9/L$，白细胞 $18 \times 10^9/L$，血红蛋白 145g/L。

辨证：肺胃蕴热，伤及阴血。

立法：清热滋阴。

处方：

玄参 16g	生地黄 20g	知母 15g	生石膏（先煎）30g
丹皮 10g	忍冬藤 15g	桑枝 20g	怀牛膝 10g
生牡蛎 30g	生甘草 6g		

14 剂

二诊：1986 年 5 月 3 日。患者服药后鼻衄未作，涕时有血，口干苦减轻，血小板可降至（$250 \sim 310$）$\times 10^9/L$。

立法：凉血活血通络为法，重点治疗身痛足趾胀紫疼痛等。

处方：

当归尾 15g	川芎 6g	赤白芍各 15g	生地黄 20g
丹参 20g	丹皮 10g	紫草 18g	茜草 15g
川牛膝 10g	丝瓜络 6g	忍冬藤 20g	鸡血藤 15g
竹叶 6g	半夏 10g	杏仁 10g	甘草 5g

14 剂

三诊：1986 年 5 月 18 日。患者服药后痛减色浅。治疗中，时因劳累急怒而导致血小板上升，为（850～940）×10^9/L。经服上述药后，可迅速下降至（450～500）×10^9/L，患者即可感到精神舒适，无明显症状。如下降到 $300×10^9$/L 以下，反觉不适，提示患者已适应血小板偏高水平。随访数年，血象正常，症状消失。

按：本文 3 例患者均有出血症状，1 例患者发生血栓。3 例患者均对西药毒副作用难以接受，有 2 例服西药无效。1 例患者接受脾切除术治疗后仍无效。

在辨证施治中，3 例均有肝热动血之征，1 例兼有伤阴之势。3 例患者采用单纯中药治疗，在治则上除用清热凉血舒肝、活血化瘀外，对肝脾肿大者加用三甲软坚散结之品，收到病人自觉舒适、精神好转，血象渐趋正常，逐步走向平稳的效果，未见任何不良反应。治疗后，对患者进行随访观察 5 至 7 年，症情均较为稳定。在疗程中血象有时波动，但究其上升原因，均因劳累、急怒所诱发，可见本病必须强调方药治疗与情绪调养结合方能奏效。

血小板减少性紫癜

血小板减少性紫癜特点是血小板显著减少，伴有皮肤黏膜紫癜，严重者可有其他部位出血如鼻出血、牙龈渗血、妇女月经量过多或严重吐血、咯血、便血、尿血等症状，并发颅内出血是本病的致死原因，可分为原发性和继发性两类。目前西医治疗首选药物是激素，服用后血小板一般可升高，但激素的副作用较大，且激素减量后，血小板不会降低，停药后会反复发作。脾切除手术危险性大，患者本身难以接受。中医药对该病治疗效果较好。

宗修英先生认为，该病的发生与精血有重要关系。肾为先天之本，藏先天之精气，而化生血液。肾之精血充足可滋养后天，使机体强健。脾胃为后天之根本，"中焦受气取汁变化而赤是谓血"，为气血化生之源。脾胃功能健旺，化生有源则气血充足；脾胃功能失调，化生无权则气血亏损，也无以补充先天。

例：续某，女，61岁。

初诊：1996年3月1日。患特发性血小板减少性紫癜5个月，曾经住院2个月，用干扰素、激素等药物治疗疗效不佳。

现症：双下肢有皮下出血点，浮肿明显，下肢无力，脘腹胀满，不多饮，尿少，大便不成形，面红，激素容貌，每日服用强的松30mg。血小板

24×10^9/L，血红蛋白 113g/L。舌稍红，苔薄黄，脉弦大。

辨证：脾虚不运，化生无权，水湿内停。

立法：益气健脾，理气祛湿，养血止血。

处方：

党参 20g	茯苓 15g	半夏 16g	陈皮 10g
枳壳 10g	泽泻 12g	大腹皮 15g	厚朴 12g
苏梗 10g	木香 6g	连翘 35g	丹参 15g
生地 15g	阿胶（烊化）15g		仙鹤草 30g
紫草 15g	水牛角粉（冲服）3g		荷叶 6g

28 剂

二诊：4月1日。血小板 59×10^9/L，已无出血。原方加减继服2月，强的松减至每日 15mg，血小板 102×10^9/L，时头晕，上方减丹参、紫草，加枸杞子 12g，菊花 15g。

三诊：9月1日。血小板 137×10^9/L，血红蛋白 127g/L，诸症消失。激素全停，继续用原方中药巩固治疗半年，随访4年无复发。

按：本例血液病从脾胃调治，培补后天滋养先天，使精血充足，化生有源。如《言医选评》云："补虚之最切要者，在扶胃气。胃气强，则饮食进；饮食进，则血气生。"

血卟啉病

　　血卟啉病又称血紫质病，系由遗传缺陷造成血红素合成途径中有关的酶缺乏导致卟啉产生和排泄异常所引起的代谢性疾病。根据卟啉代谢紊乱的部位，分为红细胞生成性血卟啉病和肝性血卟啉病。卟啉主要在红骨髓和肝内合成，由于体内血红素合成酶的突变，活性降低，使卟啉及卟啉前体的产生和排泄增加，并在体内堆积。卟啉的代谢产物引起多器官功能受损，故临床症状多样，其主要的表现有腹痛、神经精神症状、光感性皮肤损害等。本病在中医学中可属"腹痛"，"心肝血虚"及"水湿瘀毒"等范畴。

例：中年女性患者。

　　1982 年因患血卟啉病进住北京友谊医院，经 4 个月治疗，症状略有控制，即行出院。以后反复发作，1984 年又因病情增剧而入院治疗。请宗修英先生会诊。

　　患者腹部胀大如临产，按之作痛。饮食入口，旋即吐出，药物亦无法入口。口干，不作呃，无矢气，大便 9 天未行，尿少。行动困难，闭经 2 个月。舌苔白腻，舌下脉瘀，脉象沉弦细。病程虽久，饮食绝少，而面部丰满，二目炯炯，语音有力。

宗修英先生以为，呕吐不止，纵有灵丹仙药，胃不得多纳，脾无以运化，病何以愈？乃拟治标之法先制其吐，待吐得止，再议其他。遂投以小半夏加茯苓汤加味，数服之后毫无效果。根据"有者求之，无者求之"的原则，再反复推敲其症状，认为患者不食不饥，食后即吐，每餐所剩无几，但其体丰面粉，二目炯炯，语声朗朗，未见虚象。便秘已久，腹部膨隆，坚实拒按，乃属顽痰久蓄，搏结恶血，气机被郁，乱于肠胃，致成关格之证候。治标不效，应求其本，遂改用桃仁承气汤以活血通腑，加入化痰降逆之半夏、橘红、天竺黄，化痰散结之蛤粉、川贝母等，并加炒莱菔子15g，以其推墙倒壁之力助承气之功。药服后吐止便通，脘腹变软，但按之仍痛，大便二日一行，加原方数剂病情完全缓解。

　　按：血卟啉一病本属疑难杂症，国外报道较多。宗修英先生对此病并不了解，也无治疗先例。仅依辨证施治原则，服药无几，病即缓解，可见依中医理论进行论治，只要辨证准确，用药得当，虽属重症也可转危为安。

（杜仪、李宝金）

月　经　病

月经病是指月经的周期、经期和经量发生异常，以及伴随月经周期出现明显不适症状的疾病，是妇科临床的多发病。常见的月经病有月经先期、月经后期、月经先后无定期、月经过多、月经过少、经期延长、经间期出血、崩漏、闭经、痛经、经行发热、经行头痛、经行吐衄、经行泄泻、经行乳房胀痛、经行情志异常、经断前后诸证、经断复来等。

宗修英先生认为，月经病发生的主要机理是脏腑功能失调，气血不和，导致冲任二脉的损伤。其病因除外感邪气、内伤七情、房劳多产、饮食不节之外，身体素质也会对月经病发生影响。

宗修英先生认为，治疗月经病必须经过辨证，求因，之后再处方选药。月经病的辨证重点在于，月经的周期、量、色、质和月经周期及前后出现的症状，同时结合全身证候，进行综合分析。总治法为寒者温之，热者寒之，湿者化之，虚者补之，实者泻之，所泻之实包括血瘀、气热、寒湿，甚至癥瘕积聚。以下介绍宗修英先生治疗几种常见月经病的病案，包括月经先期、月经后期、月经先后无定期、崩漏、痛经及经闭等。

月经先期

宗修英先生认为，月经先期的中医证型，不能笼统称之血热、实证，也不能草率论为气亏、虚证。讲义课本所谈，都是举出典型症状，以区别论教。而在临床实践中，则与书本之单纯虚、实、寒、热者大有不同，多属寒热错杂，虚实兼见，新病痼疾，粹于一身，纯属血热妄行，脾虚不统之典型病例，仅属一部分。所以临床治疗，需区别虚、实和相兼，切不可囿于一家之言而草率从事。

盖血之运行，需气之推动，气血旺盛，运行正常，即所谓"月事以时下"。一旦遇有外因之热迫，内因之动血或失统，月事不准，先期而至，于是乎病成。临诊者除从其色之深浅、量之多少、痛与不痛、疼痛性质等区别其虚实寒热外，还要参其全身之症状，这样，既可将证辨清，用药也会有的放矢。中医治病特点，不拘泥于死方死药，而是强调从整体观念出发，通过仔细辨证，再进行论治，才会收到较好效果。另外，食饮禁忌和精神调节，在治疗过程中，也是不容忽视的重要一环。

宗修英先生认为临证对于妇科疾病亦常从脾胃入手进行调治，无论出血性疾病还是闭经等证，绝不轻率止血或活血，更不赞成随意使用激素治疗。治疗闭经，宗修英先生认为先区分虚实。对脾虚失运，痰湿内生，阻滞血络所致闭经，宗修英先生认为多用苍附导痰丸加味，健脾祛湿，化痰活血，使任脉通利，经血自下；对气血不足，血海空虚所致闭经，宗修英先生认为不盲目通经，而是针对病证施以四君子汤和逍遥散加减。益气健脾以生血，舒肝调经理冲任，使脾气健旺，血海充盈，经血自调。治疗月经过多或崩漏等出血性疾病，宗修英先生认为先针对出血的原因治疗，血止后再施以归芍六君子汤加味健脾和胃，益气生血。

例1：郝某，女，33岁。

初诊：患者于1978年8月7日来诊。月经提前1周左右已2~3年。

现症：月经提前6~8天，量少色黑，经前腹腰疼痛，口渴思饮，心情烦急，入睡困难，肢胀乏力，舌尖麻涩不适，食欲一般，二便正常，舌尖淡红，苔白，舌边瘀点，脉象滑细。

辨证：心经蕴热，脾肾不足。

立法：和血清心，兼益脾肾。

处方：

当归 9g	赤白芍各 12g	生地 15g	香附 9g
坤草 24g	生蒲黄 9g	五灵脂 9g	怀牛膝 15g
炒栀子 9g	茯苓 15g	炙甘草 6g	

5剂

嘱忌食辛辣助热之味。

二诊：患者于8月15日来诊。药后平平，经期将至，眠迟多梦，舌苔转黄，脉滑细略数。

处方：

当归 9g	赤白芍各 12g	川芎 6g	香附 18g
黄芩 9g	黄连 6g	生蒲黄 12g	五灵脂 9g
怀牛膝 15g	坤草 30g		

5剂

三诊：患者于 8 月 21 日来诊。昨日经至，提前 3 天，腹痛不甚，腰际稍酸，血量较前略增，色稍暗。口渴、心烦、舌麻等症状均已极轻微。脉滑已不细，舌尖淡红，苔薄淡黄。嘱每于月中服第一方 5～6 剂，经期前服第二方 5 剂。连续 3 个月经周期准时而至，症状均极轻微。后以第一方配丸药，早晚各服 9g，遂愈。

按：本例月经前期以心经蕴热较为突出（如心烦、眠迟、舌尖麻涩），热灼津伤，可见口渴思饮，热入营分，熏蒸津血，血行不畅，故见舌边瘀点、经前腹痛、经水色黑等症。而肢胀腰痛、乏力、血少、脉细、苔白等，乃属脾虚失运，化生不足和肾气不充之证。所以在治则上以清心和血为主，兼顾脾肾两脏。

方用四物汤、失笑散加减以养血活血，加栀子、坤草以清热调经；配香附以理气血；稍加茯苓、甘草、牛膝兼顾脾肾。药后尚属平平。二诊时经期将至，热势复增，故脉略数，舌苔转黄。此时应以清热通经为主，故减去茯苓、甘草，用芩连四物汤加减合失笑散，并加重蒲黄、坤草剂量。药后诸症均轻，终以此二方收功。

例 2：时某，女，22 岁。

初诊：患者于 1978 年 3 月 24 日来诊。月经前期半月一至，已 2 年余。血量一般，色深，腹不痛，4～5 日即止。

现症：带多清稀，腹胀食少，不欲饮水，不能食冷，食则胀甚，身倦乏力，手足畏冷，二便正常，面色黄，苔薄白润，脉沉细滑。

辨证：脾阳不足，血失统摄。

立法：健脾益气，养血止血。

处方：

党参 15g	黄芪 25g	白术 12g	茯苓 20g
桂圆肉 15g	阿胶（烊化）9g	姜炭 15g	木香 3g
甘草 6g			

7剂

嘱忌生冷。

二诊：患者于4月1日来诊。药后纳增，腹胀白带均减，自觉有力，舌脉同前，继服原方7剂。

三诊：患者于4月8日来诊。月经提前5天，已3日，血量一般，色暗减轻，继服原方7剂。

处方：

党参 15g	白术 15g	茯苓 20g	半夏 10g
陈皮 9g	当归 15g	香附 10g	大枣 5个
生姜 3片	甘草 6g		

7剂

四诊：患者于4月15日来诊。经行5日止，食量已复，未觉腹胀，白带极少，体力日增，脉沉缓，苔薄白。嘱早服香砂六君子丸，晚服归脾丸20天，以后一切正常。

按：本例乃属脾虚失运，湿蓄中下二焦，气不摄血之证。故见纳少腹胀，畏冷带多，月经频至。脉见细滑，苔白润，面黄，正是脾虚湿蕴之证。方用归脾汤加减，其中四君子加黄芪以益脾气；桂圆肉、阿胶以养血止血，再加姜炭，取其能化血中之寒，助脾阳而止血；半夏、陈皮、茯苓、白术健脾祛湿。本方均属补益之品，故佐木香以理气，防其补而生滞也。药后诸证均减，故守方继服。三诊时经期已属正常，血色转佳，适值经期，故于原方加入当归、香附以和血理气调经，减去桂圆肉、阿胶、姜炭，避免经行不畅，致成痛经。

例 3：迟某，女，21 岁。

初诊：患者于 1979 年 1 月 23 日来诊。月经半月一至，已 4 年。

现症：近 3 年来月经量少，质黏稠如赤带，时有腰酸，纳食一般，不思饮水，大便干燥，平时带多黄稠有味，尿黄量少，身躯稍胖，舌尖淡红，苔薄白，脉象沉滑。

辨证：痰湿蕴热，冲任失固。

立法：化痰除湿，清热调经。

处方：

茯苓 15g	半夏 12g	陈皮 9g	车前子（包）10g
尾连 9g	黄柏 9g	怀牛膝 10g	熟军 8g
丹皮 10g	甘草 3g	泽兰叶 10g	

7 剂

嘱禁食辛辣肥甘之物。

二诊：患者于 2 月 3 日来诊。药后黄带减少，大便不干，尿量渐增，时已两周，月经未潮，舌脉同前，继服原方 10 剂。

三诊：患者于 2 月 14 日来诊。昨日月经来潮，初至量少，今晨量多色正，杂有少量小血块，腰不酸，腹未痛，自觉情怡气舒，二便正常，脉沉缓，苔薄白润，再以前方加减。

处方：

| 茯苓 15g | 半夏 15g | 陈皮 6g | 车前子（包）12g |
| 泽兰 12g | 坤草 15g | 怀牛膝 10g | 甘草 6g |

10 剂

嘱隔日 1 剂。

四诊：患者于 2 月 28 日来诊。上次月经持续 5 天，经后带不多，饮食、二便均正常，脉沉缓，苔薄白，嘱停药观察。一年后因他病来医，询问月经情况，得知经期、血量、血色均已正常。

按：本例月经量少，但前期来潮。察其平时湿热较重，以黄带有味较为突出，并且每次月经血质黏稠如赤带，均属湿热之征。其他如不思饮水、脉象沉滑、苔薄白、身躯较胖均为湿之表现；大便干、尿黄少等均为热之表现。血得热则行是其常性，今湿热蕴蒸，迫血先期而至，也可推理而解。但其人纳可体丰，未见虚象，而月经量少，其色不红，反黏稠如赤带者，又是什么原因？这一问题需从月经的来潮谈起。月经的大部分为血，而血的生成乃由水谷入胃，通过脾之运化转输散精，奉心化赤，以及肝之受藏，肾之收摄，任脉之通，冲脉之盛，月经才能正常来潮。反之，一旦脾肾失司，运化无权，水湿蕴郁，散精减少，肾无以收藏，以致血少而痰湿较多。幸而胃纳尚佳，不断补充机体之消耗，所以正气尚未受损。湿为阴邪，郁久可以化热。热迫血行，血中掺有痰湿之邪，而呈赤带样之黏稠。故在治疗中以化痰湿，清热调经为先。方用二陈汤以燥湿化痰，加入三黄（黄柏、尾连、大黄）以清热燥湿，更用车前子以利湿；丹皮、泽兰以凉血、通经、消水；牛膝引药下行。药后湿热得以减少，所以月经未再先期。凡湿热久羁，经水不畅之人，肢体沉困、头目不爽、心胸欠畅之症屡见。本例在三诊时，经水如期来潮，量色较好，所以有情怡气舒之感。

方中减去三黄、丹皮者，因时值行经，并见小量血块，去掉苦寒之品，免致因苦寒造成血行不畅之弊。

例 4：刘某，女，45 岁。

初诊：患者于 1978 年 9 月 15 日来诊。月经提前 10 天已 2 年。

现症：月经二旬一至，经前乳房发胀，头痛，烦躁易怒，睡眠不宁，身倦乏力，腹部隐痛，经后痛不减，血量不多，色淡，三日即止，饮食一般，二便正常，面色淡黄，舌淡苔白，有齿痕，舌下静脉稍瘀，脉象沉细弦。

辨证：肝郁血虚，冲任失调。

立法：养血舒肝，调理冲任。

处方：

当归 9g	赤白芍各 15g	川芎 6g	生熟地各 20g
香附 9g	川楝子 9g	柴胡 10g	坤草 20g
阿胶（烊化）10g			

10 剂

嘱避免急气郁怒，忌辛辣食物。

二诊：患者于 9 月 30 日来诊。已届二旬，经尚未至，稍见烦急，乳房略胀，舌脉同前。处方：原方去生地加生姜 3 片，薄荷 2g，7 剂。

三诊：患者于 10 月 6 日来诊。服药 5 剂，月经来潮，量色较前均有好转，经前腹痛、头痛亦极轻微。带经 4 天，脉象沉缓稍细，苔薄白。服药收效，继用丸药巩固，早服人参养荣丸，晚服加味逍遥丸 2 个月，月经正常，体力增强。

按：本例以血虚之症（经少色淡，3 日即止，经后疼痛不减，脉沉细，舌淡等）较为明显，而肝郁之候（烦躁易怒，失眠头痛，乳胀脉弦等）也较为突出。血虚则运行不畅，易生瘀滞，故可见经前隐痛，舌下稍瘀。血虚必及气，肝郁必动血，二者交相影响，互为因果，于是月经提前之证形成。故用养血舒肝之法，方用柴胡疏肝散合四物汤加减。方中选用赤芍、生地者，因气虚血少，血行不畅则易滞，故用赤芍以行瘀；肝郁则耗阴动血，加生地之甘苦寒，则既可协四物、阿胶以养血滋阴，又可凉血以止血。药后症减，经期后延，在第二诊时，经前诸症稍见，故于原方加生姜、薄荷，取其疏肝和胃，仿逍遥散之方义。经期将至，阴虚燥热之象不著，则无需生地之甘寒，故减而不用。最后改服丸药，仍以养血舒郁取效。

例 5：陈某，女，39 岁。

初诊：患者于 1978 年 2 月 16 日来诊。月经二旬一至，已 8 年。

现症：月经二旬来潮一次，量多色暗，杂有血块，一周方止。经前乳房胀痛，心情急躁，腹部隐痛，头昏健忘。经后身倦乏力，两耳蝉鸣，眠差多梦，手足心热，视物有黑影，饮食尚佳，大便较干一至三日一行，小便正常，白带有味，舌质淡嫩色暗，苔少，舌下静脉轻瘀，脉象沉细略数。

辨证：肝郁血瘀，伤阴动血。

立法：养阴柔肝，化瘀调经。

处方：

当归 9g	赤白芍各 12g	生地 18g	香附 10g
郁金 10g	炒蒲黄 9g	炒五灵脂 10g	玄参 15g
丹皮 10g	地骨皮 12g	黄柏 6g	

5 剂

嘱禁食辛辣、煎炸之物，避免急气怒恼。

二诊：患者于 2 月 26 日来诊。服药 5 剂，月经即至，血量未减，5 日即止，血块变小，余症同前。因患者煎药不便，要求服成药，改配丸药调服，并嘱稍见经前症状即来诊，当再换服汤剂。

处方：

当归 60g	柴胡 30g	白术 25g	茯苓 25g
陈皮 25g	知母 30g	地骨皮 30g	麦冬 30g
白芍 45g	沙参 25g	薄荷 20g	香附 45g
甘草 20g	炒蒲黄 45g	炒五灵脂 45g	丹参 30g
熟军 30g			

水丸，14 日量

共研细面，水泛小丸，每日早晚各服 6~9g，温开水送下。

三诊：患者于 3 月 17 日来诊。药后烦热稍减，二便调匀，耳鸣间作，时有健忘，睡眠多梦，体力略增。近二日乳房稍胀，是经水将行之征，故来就诊。舌淡暗，苔白，脉象沉细稍弦数。

处方：

当归 10g	赤白芍各 12g	生熟地各 15g	香附 10g
青蒿 10g	地骨皮 10g	益母草 20g	炒蒲黄 9g
川断 10g	生牡蛎 24g		

7 剂

四诊：患者于 3 月 27 日来诊。本届经期准，量多，未见血块，6 日方止。经前乳房但胀未痛，烦热不著，头脑清爽，经后症状也都有所减少，苔薄白，脉沉弦稍细，仍嘱服前丸药。

五诊：患者于 4 月 20 日来诊。经水初行，除血量稍多，略见燥热外，余症均已消失，脉舌象正常。嘱再配原丸药半料，尽剂停服。近 2 年经期正常，余症均消。

按：本例经期提前已久，考之症状，耳鸣烦热，便干，带臭，经水提前，视物阴影，脉细数，舌嫩等，均系阴虚之证；乳房胀痛，心情急躁，头昏失眠等，均系邪郁肝经之象；至于月经色暗有块，腹痛健忘，舌质暗、舌下瘀等，均系血瘀之候。总之，本证是由肝郁化热，迫血先期。久热可以耗阴，长期大量失血必致阴亏，是热邪由实而转虚，同样迫血先期来潮。热灼津涸之血瘀症状，既可表现于经水，也可见于脉舌。而健忘一症，也是瘀血的一个特有症状（《伤寒论》谓下焦蓄血，其人善忘）。在治则上先以滋阴柔肝，退其虚热，既能却其动血之由，并可条达肝气之郁。配合失笑散者，可使瘀化血循正经，不再妄行也。蒲黄、五灵脂二味均炒，因血多而兼瘀，生用则出血更多，炒用则瘀可去，而血不致多出。香附、郁金理血中之气，黄柏用以清下焦之湿浊也。二诊时改服丸药，方选龚云林之济阴至宝丹加减，仍不失首方之意。三诊时因经水量多，故减去五灵脂，加益母草、牡蛎者，取其清热调经，滋阴潜阳，开中有收。药后取得效果，终以本法调理而愈。

例 6：患者李某，37 岁。

初诊：患者于 1998 年 3 月 24 日来诊，主诉：月经提前，20 天左右一行已半年余，量多，血块多，血红蛋白下降。妇科予激素治疗，药后月经按期而至，停药复出血。末次月经：1998 年 3 月 16 日，现服用达那唑，每日 2 片。

现症：面色微黄，体重增加，身体沉重，头晕神困，不思饮水，血红蛋白105g/L。舌淡苔白兼黄，舌下轻瘀，脉沉缓稍细。

辨证：脾气不充，痰湿内蕴，冲任失调。

立法：益气健脾，化痰除湿，理血调经。

> **处方:**
>
> | | | | |
> |---|---|---|---|
> | 茯苓 15g | 白术 16g | 生黄芪 25g | 党参 15g |
> | 半夏 16g | 陈皮 10g | 浙贝母 12g | 佩兰叶 15g |
> | 当归 10g | 熟地 20g | 泽兰 15g | 益母草 15g |
> | 大枣 6 枚 | 甘草 6g | | |
>
> 21 剂

停服达那唑。

二诊:患者于 4 月 18 日来诊。体重下降,身轻头爽,月经于 4 月 21 日来潮,色量正常,再以和调气血法治之。

> **处方:**
>
> | | | | |
> |---|---|---|---|
> | 当归 12g | 白芍 15g | 熟地 20g | 川芎 10g |
> | 党参 20g | 炙黄芪 25g | 白术 12g | 桂枝 10g |
> | 川断 15g | 杜仲 12g | 牛膝 12g | 香附 10g |
> | 枳壳 10g | 藿香 15g | 佩兰叶 20g | 菊花 10g |
> | 炙甘草 6g | | | |
>
> 21 剂

药后月经正常,血红蛋白升至 118g/L。

按:《素问·至真要大论》提出:"湿淫于内,治以苦热,佐以酸淡,以苦燥之,以淡泄之。"《伤寒指掌·湿证合参》曰:"阳体多成湿火,而阴体多患寒湿,又当察其体质阴阳为治。用药之法,当以苦辛寒治湿热,苦辛温治寒湿,概以淡渗佐之。甘酸腻浊之品,在所禁用。"祛湿宜根据患者的不同体质和病邪的不同性质进行辨证施治。

月经后期

宗修英先生认为，月经后期之临床辨证，既有虚证，也有实证，实证中又有寒、热、气、湿之不同。治疗月经后期应分辨全身症状，既了解其内因，又结合其外因，才能得到较为确切的辨证。本病常见证型有：肝郁气滞、寒凝血瘀、血热血瘀、气阴两虚、脾虚湿盛，以下各举一典型病案说明。

例1：张某，女，22岁。

初诊：患者于1978年8月21日来诊。月经后期10～20天，甚则经月，已两年余。

现症：本月过期1周未至，胸闷气憋，乳房胀痛，身疲乏力，腰腿作痛，食欲不振，面生痤疮，口干思饮，二便正常，平素性急，舌边微红，舌苔薄黄，舌下静脉稍瘀，脉沉涩稍弦。

辨证：肝郁气滞，血瘀蕴热。

立法：疏肝理气，化瘀清热。

处方：

柴胡 12g	赤白芍各 15g	香附 12g	川楝子 10g
延胡索 10g	生蒲黄 12g	五灵脂 12g	川芎 6g
生地 15g	益母草 30g		

5 剂

嘱禁食辛辣，避免生气。

二诊：患者于 8 月 27 日来诊。服药 5 剂，月经来潮，量少，色先暗后红，杂有小血块，经行 5 日，经后未见其他不适，脉象沉缓，舌苔薄淡黄。嘱服妇科得生丹、加味逍遥丸，早晚各服一种，至下月经期前改服汤剂。

三诊：患者于 9 月 17 日来诊。前药各服 20 天，经期将至，稍感乳胀，面部痤疮有欲萌之势，胸际稍闷，大便干燥，舌苔薄淡黄，脉象沉缓稍弦，仍仿原议出入。

处方：

柴胡 15g	赤白芍各 15g	香附 10g	橘叶 15g
川楝子 10g	延胡索 10g	桃仁 12g	熟大黄 5g
益母草 30g	生地 18g	生蒲黄 12g	

7 剂

四诊：患者于 9 月 25 日来诊。过期两天来潮，量中等，经初至色暗，未见血块，痤疮未出即消，乳胀未痛，胸际较前畅快，食欲正常，未感身疲、腰腿疼痛，舌苔薄白脉象沉缓。服前方既效，仍宗原方加减，配丸调理。

处方：

柴胡 60g	白芍 60g	香附 50g	当归 50g
生地 80g	川楝子 60g	延胡索 50g	益母草 90g
熟大黄 30g	枳壳 30g	橘叶 30g	甘草 20g

蜜丸

共研细面，炼蜜为大丸，重 9g，每日早晚各服一丸，白水送下。以后经期正常，除性格易急善怒外，余无不适。

按：本例月经后期，有较为明显的肝郁症状，如平素性急，已表明患者肝气素盛，易致肝郁。临床表现胸闷气憋，乳房胀痛，脉象沉弦，均为肝郁不舒、气机不畅的主要症状，故辨其病位在肝，因肝失疏泄，以致气机不畅。"气为血之帅"，气既不畅，血行受阻，可致血瘀，故又见舌下脉瘀。肝郁血瘀均可化热，故可见舌红苔黄，口干思饮，面生痤疮。至于食欲不振、腰腿作痛等症，无非肝郁乘胃，脉络失和所致。在治疗上选用柴胡疏肝散、金铃子散、失笑散等方，以疏肝理气，化瘀通经，加用生地、益母草，取其清血中之热，活血调经，既可通经，又能消退湿热郁血之痤疮。药后肝气得舒，但血量尚少，先暗后红，杂有血块，是血行尚未尽畅。经期方过，不需连服汤剂，改服丸剂，仍不失解郁调经、化瘀清热之本义。三诊时又稍见经前症状，改用汤剂，仍宗原方。兼用桃仁、熟大黄两味，是加重清热行瘀通腑功能，加橘叶以增强疏肝解郁作用，肝气得舒是其本，化瘀通经是其标，标本兼顾，则病可除。

例2：刘某，女，22岁。

初诊：患者于 1978 年 1 月 18 日来诊。下乡插队以来，经期后错已 2 年余。

现症：月经后错 15～35 天，经前腰腹痛，小腹冷坠，喜热敷，手足冷，面色青黄，面浮肢胀，经至色黑，有血块，行经第 2 日量多痛减，饮食一般，二便正常，舌质淡红，舌苔白润，脉象沉略弦迟。

辨证：寒凝血滞。

立法：温经散寒。

处方：

当归 9g	川芎 9g	赤白芍各 12g	艾叶 12g
吴茱萸 10g	泽兰 18g	月季花 9g	香附 10g

4剂

嘱忌食生冷。

二诊：患者于 2 月 22 日来诊。药后腹痛大减，经量增多，血色渐红，小腹、肢端已不冷。今天血尚未净，舌苔薄白，脉象沉缓。嘱按原方再服 3 剂，并服艾附暖宫丸，每日早晚各服一丸，下次经期前再来诊。

三诊：患者于 3 月 20 日来诊。近二日，微感腰腹不适，故来门诊检查。查其面色正常，舌苔薄白，脉象沉缓，未见其他不适。经水将行，再依前法加减调治。

处方：

当归 10g	赤白芍各 15g	川芎 9g	香附 10g
肉桂 6g	吴茱萸 8g	艾叶 10g	牛膝 10g
泽兰 18g			

6剂

四诊：患者于 3 月 27 日来诊。服药二日，月经来潮，量可色正，除腹部稍感不适外，未见其他症状。脉舌均正常。嘱经后继服艾附暖宫丸 40 丸，服完停药观察，仍需禁食生冷和触冒冷水雨雾。观察年余经期正常。

按：血之运行，有赖于气，如心气之推动，肺气之敷布，脾气之统摄，肝气之调节等。一旦脏气受损，则有碍血行，或为滞涩，或为失血。另外，血的运行与外因也有直接关系。如血遇热则溢，得寒则凝。本例患者所在之农村，其农作物以水稻为主，从春到秋，患者多在水田作业。结合其环境条件和临床见症，显然属于寒湿，如小腹冷坠、喜暖、手足冷，面浮肢胀，面色青黄，舌苔白润，脉象弦迟更为明证。如前所述，血得寒则凝，所以出现月经后错，经前腹痛、血块等。病为寒凝血滞，治疗自应散寒温通。方用艾附暖宫丸加减，取其温经养血，活血祛瘀。方中归、芍、川芎养血，艾叶、吴茱萸、月季花温通，香附理气血，重用泽兰以通经消水，行血祛瘀。药后诸症皆有所减。服药即应，经后不宜停药，故用暖宫丸以缓图。三诊时，减去月季花加肉桂、牛膝，加重温经散寒通经之力，故能收到满意的效果。

例3：王某，女，24岁。

初诊：患者于1978年6月9日来诊。一年来月经后错半月，量多色暗，有血块，经前腹痛、腰痛1～2天，经至痛则减，量多则痛轻，唯持续9～12天方止。

现症：除上述症状外，面颊额前有暗斑成片，并伴有身疲乏力，睡眠不宁，平时有黄带稠黏，纳食一般，口干不多饮，喜吃酸冷，小便正常，大便干燥，舌尖红，苔稍黄，脉象沉滑。

辨证：热郁心经，血滞冲任。

立法：清热调经，参以滋阴化瘀。

处方：

当归 10g	赤白芍各 15g	生地 18g	丹参 20g
丹皮 10g	木通 6g	熟大黄 5g	知母黄柏各 8g

10 剂

忌食辛辣、干燥食物。

二诊：患者于 6 月 20 日来诊。经期将至，大便不干，睡眠多梦，黄带减少，口干身疲不著，舌脉同前。再为加减前方。

处方：

当归 15g	赤白芍各 18g	生地 20g	尾连 12g
黄芩 12g	丹参 30g	熟大黄 6g	益母草 24g

5 剂

三诊：患者于 7 月 2 日来诊。前药服完，月经来潮，腰腹痛势轻微，血量增多，色稍深，未见血块，6 天经止。睡眠较安，口已不渴，大便正常，舌苔正常，脉象沉滑缓。嘱停药观察半年。观察期间经期较准，未见其他不适。

按：本例所见症状，如黄带稠黏，口干便燥，喜冷食，舌尖红，舌苔黄，睡眠不宁，是一派热象。而且热在心经，灼伤阴血，故见血液黏稠，流滞不畅，结成血块瘀斑，腰腹作痛。因有热迫，故又可见经水量多，持续期长。热入阴血，蒸腾于上，虽见口干，但不多饮。其所以喜吃酸冷者，盖因酸生肝冷祛热，子病累母可助化阴也。脉象沉滑者，乃滑主壅实、沉为气滞，并非专主里湿。方用四物汤以理血，加赤芍、丹参、丹皮、熟大黄以清热凉血化瘀，加木通、知柏以清心滋肾，兼利下焦之湿浊。药后上下焦之热渐清，经虽未行而症状已减，故第 2 方选用芩连四物汤，重用丹参、益母草以清心化瘀调经，加用赤芍、熟大黄以活血清降，故于药后诸症均减，经量集中，6 天即止。

例 4：宋某，女，38 岁。

初诊：患者于 1979 年 6 月 27 日来诊。月经后期 1～2 个月已一年半。经量少色淡有瘀块，经期腹痛。

现症：头晕乏力，手足心热，纳少不欲饮，大便干燥，小便正常，白带极少，经前烦躁，血压 80/50mmHg。舌质稍红，舌苔薄黄，脉象沉细稍数。

辨证：阴虚血少，冲任失调。

立法：滋阴养血，调理冲任。

处方：

当归 15g	赤白芍各 20g	生熟地各 20g	黄精 12g
沙参 12g	枸杞子 15g	川楝子 10g	阿胶（烊化）10g
丹参 15g			

15 剂

忌食辛燥食物。

二诊：患者于 7 月 18 日来诊。前方共服 15 剂，经期已过，尚未来潮，但燥热现象减少。舌脉同前，原方加地骨皮 12g，丹参改为 30g。嘱服 7 剂。

三诊：患者于 7 月 25 日来诊。月经昨至，量色均有好转，腹痛亦轻，嘱服前方 4 剂。再服益母草膏 20 天。

四诊：患者于 8 月 20 日来诊。精神体力好转，午后略有烦热，近二日乳房小腹稍胀，故来就诊。舌苔薄黄，舌质淡红，脉象沉缓。再按原方加减。

处方:

当归 12g　　赤白芍各 15g　　生熟地各 18g　　阿胶 10g

丹参 25g　　地骨皮 15g　　香附 10g

7剂

五诊:患者于 1980 年 1 月 23 日来诊。因他病来诊,询问前症,据云近 3 月,经期正常,未见任何不适。

按:《素问·上古天真论》说:"任脉通,太冲脉盛,月事以时下。"是说明月经按时而至的先决条件。本例月经后期,症见阴精亏损,津液不足,虚热灼津之候,故而经少带无,便燥烦热,舌红苔薄,脉细数等。在治法上应以滋养为主,使血虚得复,阴液得滋,气血通畅,则血海按时充盈,月事才能以时而下。故用阿胶、丹参配四物汤以养血,加枸杞、黄精、沙参以益精生津、资生化源,佐赤芍、川楝子以行滞疏肝,重在养字,以治其本。药后阴液渐复,因经水未行,再加养阴清热之地骨皮,并重用丹参,一则减少灼津之源,且可养血活血。历时二月,一法到底,病获痊愈。

例 5:陈某,女,28 岁。

初诊:患者于 1978 年 6 月 10 日来诊。1969 年以来,经期不准,2～3 个月一行,量少,色先淡后暗,经前腹胀痛,腿酸沉无所措,身倦乏力。

现症:经常头晕胸闷,纳呆,不思饮,腹坠胀,便溏,白带量多质稀,尿频量少。结婚半年未孕,婚后 4 个月即发胖,体重由 125 斤增至 156 斤,动作沉重,舌苔薄白,舌边齿痕,脉沉滑,左细。

辨证:脾虚失运,痰湿内停,化生无权。

立法:健脾燥湿,化痰活血。

处方：

茯苓 15g	苍白术各 15g	佩兰 10g	桂枝 9g
乌药 12g	车前子（包）15g	生蒲黄 9g	干姜 9g
甘草 6g			

10 剂

忌生冷肥甘。

二诊、三诊：辨证、立法、处方用药均同前。

四诊：患者于 7 月 20 日来诊。前方加减共服 30 剂，大便成形，白带减少，身倦减轻，月经五旬来潮，经前腹胀痛减，量未增，色渐红，舌苔薄白，脉象沉滑缓。再于原方中增入养血调经之品。

处方：

苍白术各 15g	茯苓 10g	桂枝 9g	甘草 6g
当归 12g	熟地 18g	川芎 6g	神曲 10g
通草 6g			

10 剂

五诊：患者于 8 月 22 日来诊。前方再服 20 剂，大便正常，白带量少，纳食味甘。月经按期来潮，量增色正。体重虽未明显下降，但精神好转，动作轻便。舌苔薄白，脉沉缓。嘱服八珍益母丸，每日早晚各服一丸，以巩固疗效。

按："痰血相关"学说，早有论述。本例月经后期，即为痰血相关之一明证。因脾为生化之本，也是生痰之源。当脾运正常时，气血得以化生，一旦脾运不健，湿自内生，聚湿为痰，到处流溢，影响化血。于是经期推迟、量少，并见痰湿充斥全身，出现身体肥胖，脉滑，苔白，齿痕等。湿蒙清窍和上焦，故头晕胸闷；湿郁中焦，故见纳呆，不思饮；湿蓄下焦，故有腹坠胀、便溏、带多、尿频等症。"治病必求其本"，所以本例治法以健脾燥湿为先，方用苓桂术甘汤加味，加苍术以加重健脾燥湿、温化痰饮之功；再加乌药、干姜以散寒化饮；佩兰以芳化清窍之浊；车前子以渗利下焦之湿，更加生蒲黄，配合桂枝以温经活血。因痰湿阻滞，既碍化生又阻血行，治痰必兼活血，治血又需化痰，这正是"痰血相关"的一部分。

在四诊时，痰湿渐化，血尚亏虚，故于原方中减少祛湿之品，增入归、芎、熟地以养血，以求标本兼顾，收效更速。最后以八珍益母丸健脾益气，养血调经，遂告痊愈。

月经先后无定期

月经先后无定期之病因病机不一。因人禀赋各异，生活习惯、食宿条件不同，加之气候变迁等均会影响气血运行，在妇女则易引起血海、冲任的不同变化，于是出现经期紊乱。治疗时则宜强调辨证论治，切不可囿于绳墨，而束缚手脚。

例1：王某，女，32岁。

初诊：患者于1981年8月12日来诊。平素体健。月经先后无定期已年余，血色深，量较少，腹不痛，平日面赤。

现症：每于经期前，心情烦急，睡眠不宁，口干且苦，喜饮冷水，纳多易饥，面色微赤，痤疮，口腔溃疡，大便燥结，小便黄短，舌尖微红，苔薄黄，脉象弦略数。现经期已近，经前症状出现，故来诊治。

辨证：心肝蕴热，乘扰阳明，冲任失调。

立法：清泻心胃，调和冲任。

处方：

当归 10g	赤白芍各 15g	生地 18g	尾连 10g
熟大黄 8g	石斛 12g	竹叶 6g	生石膏（先下）25g
知母 6g	甘草 6g	麦冬 10g	

7剂

二诊：患者于 9 月 22 日来诊。药后月经按期来潮，色黑量少，口苦已除，口腔溃疡未见，睡眠较安，食欲好。面生痤疮及易饥状态消除，大便已畅，尿色微黄。唯口干思饮、心烦面赤仍见，舌苔薄白，脉象沉弦滑。再依前法加减。

处方：

当归 12g	赤白芍各 15g	生地 20g	尾连 12g
黄芩 12g	知母 10g	石斛 10g	益母草 20g
牛膝 10g	木通 6g	竹叶 6g	

7剂

7 剂服完再服孕妇金花丸（栀子、金银花、川芎、黄柏、黄芩、当归、白芍、生地各 40g，黄连 20g，水泛小丸），每日早晚各服 6g，温开水送下。药后经期正常，余证均消。痤疮偶有时发。

按：本例以实热内蕴较为突出，口苦急躁，脉象弦数是热在肝经；心情烦急，睡眠不宁，平时面赤，舌尖微红，是热在心经；纳多易饥，喜饮冷水，口腔溃疡，大便燥结，舌苔薄黄，是热在阳明（胃肠）。至于月经色深红量少，无非热入血分，灼伤阴精，面生痤疮，乃蕴热上蒸于面所致。热势虽盛，尚未成瘀，故腹未作痛。既属蕴热，理宜迫血先期，今反无定者为何？盖因热郁肝经，疏泄失利，血海蓄溢失常，影响任通冲盛，所以经水或早或迟无有定期。治用芩连四物汤合白虎汤加减。方中先用黄芩、尾连之苦寒以直折心肝之热；再以石膏、知母、熟大黄苦寒辛降以清润胃肠，兼涤其滞；四物汤去川芎加赤芍以和其冲任；配麦冬、竹叶、甘草以清心生津除烦；石斛配知母、石膏以益胃生津除热。故药后心肝阳明之热势已敛，经水如期来潮。但色量尚差，是阳明之热殆尽，心肝之热未清，故又将原方清阳明药减少，仍以清心肝、调冲任为主，加益母草配四物以清热调经，加木通、牛膝以清心利肠，引热下行。嘱药后改服孕妇金花丸者，虽名冠孕妇二字，但因药味仍不失原方之意，故改服此丸以巩固疗效。本证之病机乃由肝热引动心热，再波及胃肠，是属"母病及子"。治疗上是根据"实则泻其子"的原则以清心与阳明之热为急务，调经药物并未多用，同样收到效果。

例 2：齐某，女，26 岁。

初诊：患者于 1978 年 9 月 28 日来诊。1 年来，月经前后无定期，有时一月二至，有时三月两潮，量多色黑有块。平素体健，贪食生冷。

现症：身躯丰硕，眼周黑暗，晨起唇肿，腹部坠痛且冷，手足易冷，白带量多，食欲一般，口干喜热饮，大便调匀，尿频色黄，时有失眠，舌苔薄白且润，脉象沉滑。月经多提前，血量较多。

辨证：下焦寒湿，冲任失和。

立法：散寒除湿。

处方：

桂枝 9g	附子 8g	苍白术各 15g	茯苓 15g
当归 9g	干姜 6g	炒白芍 12g	益母草 15g
炙甘草 6g			

7 剂

嘱忌食生冷。

二诊：患者于 10 月 7 日来诊。药后腹部四肢已觉温和，白带量减，月经尚未来潮，嘱仍服原方 7 剂，再来诊治。

三诊：患者于 10 月 11 日来诊。服药 3 剂，昨夜经至，今晨量多色红，唇已不肿，略有口干舌燥，前方不敢继服，故来复诊。脉象沉滑，舌苔薄白，眼圈黯色已减。嘱停药观察，血止后服用归芍六君子丸（当归 20g，白芍 30g，党参 25g，白术 25g，茯苓 30g，陈皮 20g，半夏 25g，甘草 15g。共研细面，炼蜜为丸，重 10g）早晚各服 1 丸，下月周期前再将余下 4 剂服完，观其动静。以后未再来门诊。1979 年 5 月间因胃肠炎来诊，询及前疾，述药后半年间，月经周期已规律。

按：本例症见月经色黑有块，腹痛且凉，手足易冷，苔白，眼圈黑，喜热饮等均属寒象；唇肿腹坠，带多脉滑等均属湿象；寒湿合邪，气血失调，冲任失常，故见先后无定期。治用苓桂术甘汤、四逆汤和芍药甘草汤合方加减。方中附子、干姜、桂枝辛温大热，功能散寒温经通脉；二术、茯苓燥湿健脾；当归、白芍、益母草调经和血祛湿；甘草助姜附桂，可起到辛甘化阳、驱散寒邪之功；协同苓术可以发挥健脾益气燥湿之妙，与白芍相伍，可缓拘急而止痛，且酸甘相得，可以化阴，在辛温燥烈药中起到辛燥而不伤阴之用。故于药后寒散湿除，任通冲盛，气血安和。三诊后改服归芍六君子丸者，因寒湿已化，患者体质素健，不宜久服辛温之品，故改用丸药以养血益气健脾，冀其气血和谐，冲任自调。

根据六淫特点，寒邪致病，易为凝滞，经期理易后错，且与湿合邪，更缠绵难愈，而何以导致前后无定期而又速效？盖因患者体健，正气充沛，与寒互争，各有盛衰，故可见前后无定期，又因贪食生冷致伤血运，诚属寒实之候，绝非脾虚之人，寒湿内生者可比，故一经服用散寒燥湿之剂，寒散湿化，血自循经，易收桴鼓之效。

例3：刘某，女，40岁。

初诊：患者于1977年1月25日来诊。月经前后无定期已2年，有时2个月不至，有时1月数至，血色先淡后暗，量多有块，持续10～20天之久。腰及小腹有时作痛。久经中西医治疗，均未获效。

现证：经行10日未止，除上述症状外，面色晦黄，尚感头晕，心悸，动则气促，手冷足热，卧喜露足，纳少，不思饮，尿黄，便调，眠时不佳，舌质淡暗，边有瘀斑，苔薄白，脉沉细数无力。

辨证：气虚血滞，阴亏动血。

立法：益气行瘀，滋阴凉血。

处方：

当归 9g	白芍 12g	熟生地各 15g	女贞子 15g
旱莲草 15g	炒蒲黄 9g	五灵脂 9g	炙黄芪 30g
桂圆肉 15g	牛膝炭 9g	陈皮 6g	

6剂

二诊：患者于2月1日来诊。上方加减服用20剂（于服第6剂时月经已止，原方减去失笑散、牛膝炭，加丹参20g，麦芽15g），头晕心悸气促等均有好转，食欲改善，体力有所恢复。舌苔薄白，脉象沉细，仍按原方加减。

处方：

当归 10g	白芍 12g	生熟地各 18g	黄芪 25g
川断 10g	桂圆肉 15g	女贞子 15g	旱莲草 15g
丹参 20g	煅牡蛎 20g	陈皮 6g	

20剂

嘱每周服5剂。

三诊:患者于 4 月初来诊,云 3 月上旬月经来潮,间隔为 32 天,血量稍多,无血块,6 天血止,腰腹有不适感,睡眠饮食均佳,余症均极轻微。精神体力如常,要求停药观察。嘱早晚各服八珍益母丸 1 粒 1 个月,以期巩固。追访 1 年,经期正常。

按:本例病程较长,经期紊乱较著,症状错综复杂。据其头晕心悸,气促手冷,不思饮食,面色晦黄,舌淡苔白,脉沉无力等乃为阳气虚衰之象;足热喜露,失眠,尿黄,脉细数等乃阴血亏损之征;而腰腹作痛,血暗有块,舌暗边有瘀斑等又属血瘀之候。综上所述,证属脾气虚弱,血运不畅,统摄不利,肾精不足,耗阴动血,以致血海蓄溢失常,冲任失其常度,月事不能按时而下。

在治疗上则需气阴兼顾,佐以化瘀止血。选用四物汤、二至丸以滋补阴血。加生地、桂圆肉以滋阴凉血,养血安神;因血多故去川芎,重用黄芪以益气固摄,与当归相合,有当归补血汤之旨;炒用失笑散配牛膝炭,取其止血不留瘀;佐陈皮以调气机,为补中有泄、合中有开之意也。复诊时下血已止,故减去失笑散、牛膝炭,加用丹参、麦芽以养血活血,和中健胃。再诊时因症状均有好转,故仍守前方,略事加减。食欲已复,减去麦芽;经期在即,加川断以补益肝肾;加煅牡蛎以固涩宁神。药后收效,再以八珍益母丸补气养血、活血调经而竟全功。

例 4:赵某,女性,35 岁。

初诊:患者于 1979 年 4 月 5 日来诊。月经先后无定期已 4 个月,月经量少,瘀滞不畅,小腹坠胀且痛。以往月经正常。

现症:精神抑郁,面色淡黄,乳房胀痛,两胁窜痛,胸际满闷,时欲太息,睡眠不宁,食欲欠佳,饮水尚可,二便正常,舌苔正常,脉象弦缓。

辨证:肝郁气滞,冲任失调。

立法:舒肝理气,参以和血。

处方：

当归 10g	白芍 12g	柴胡 10g	郁金 10g
枳壳 9g	青皮 9g	瓜蒌 15g	白术 12g
生姜 3 片	薄荷（后下）3g	甘草 3g	

5剂

忌食辛辣。

二诊：患者于 4 月 12 日来诊。满闷太息均减，食欲好转，眠仍欠安，乳房两胁尚时时胀痛，舌脉同前。原方去枳壳加香附 10g，川楝子 10g，7 剂。

药后经水按期而至，量色均可，未见明显不适。嘱停汤剂，服逍遥丸半个月，早晚各 6g。

按：近半年来患者因家庭纠纷，心情抑郁急怒，以致肝失疏泄，气机逆乱，气病及血，血海蓄溢失常，而成此证。胸闷太息乃肝郁气滞之象；胁肋串痛、乳房胀痛是气滞肝络之征；气滞则血滞，故经行不畅，小腹坠胀且痛；肝病乘脾，则食欲欠佳。治法以舒肝理气为先，方用逍遥散加减。柴胡、郁金、枳壳、瓜蒌、薄荷以舒肝理气解郁；当归、白芍养血柔肝；青皮破气止痛；白术、生姜、甘草理脾和胃。药后肝气渐和，经尚未行，原方去行气散结之枳壳，加香附、川楝子以理气血而止痛，故药后期准症消。

崩 漏

宗修英先生善用胶红饮治疗崩漏。胶红饮一方，原载《验方新编》，该方系由四味药物组成（阿胶 30g，当归 30g，红花 24g，冬瓜仁 15g），主治老妇血崩，并载："速投此方一剂，其崩立止。"宗修英先生曾用此方治愈数例崩漏患者，疗效明显。

崩症的病因很多，计有脾虚失统、肝虚失藏、血热妄行（包括阴虚血热）、怒伤肝络、气滞血瘀、血虚血瘀、湿热内蕴等，大致可分为虚证、实证和虚实相兼三类。在治疗上，凡属虚证者，各随其虚予以补益固摄，属实证者，各就其实，而投以清泻、活化之剂；只有虚实相兼者，应用补泻兼施之法。胶红饮一方，乃属补泻兼施之剂。

大凡出血之症，久久不能止者，除气虚者外，均有不同程度之实邪：如血瘀、痰阻等，崩症也不例外。妇女自"二七而天癸至，月事以时下"，是为正常月经。如大下不止，或止而又至，暴注不已，经服益气固摄或调经止血均不效者，则应考虑瘀血阻滞，血不循经，有以致之。如只用止血之药，犹如囤土以治水。正如例1，出血日久，量多不止，肝血已虚，治以益气补血、止血之峻剂，血反大下，是血瘀阻络之候已成，新血不能循经，只能妄行泛溢，此为血崩难止原因之一。治疗时应本唐容川所说"邪气不去而补之，是关门逐贼；瘀血未除而补之，是助贼为殃"，不能纯用补法。另外血阻脉道，郁久必热，热迫血行，致成恶性循环，此为崩症难止原因之二，意即《内经》所说："阴虚阳搏谓之崩。"胶红饮用红花24g，正是起到"火郁发之"的作用。叶天士说："新崩宜塞，久崩宜通。"本方是理血兼活血之方剂，也是通因通用的治则。此外，丹溪曾说："涩郁胸中，清气不升，故经脉壅遏而下降，非开涩不足以行气，非气升，则血不能归隧道。"可以推想：凡属血阻脉道，痰饮水涎也随之而阻塞气机，致血不能归于隧道，是致成崩症难愈原因之三。治疗时，除用理血药物外，还应加入祛痰清热之品，亦属必要，所以方中用祛痰清热的冬瓜仁15g，协助祛瘀之红花，更好地发挥疏通脉道、使血归经的作用。

崩症日久，阴血大伤，而又有瘀滞者，既不能用苦寒以折其生气，又不能用温补以助邪为虐。只有和血以祛瘀，才为治血之良法。方中用阿胶之甘平，养血补阴兼止血，为本方之主药，当归之甘辛苦温，用其甘补温通以和血，为本方之辅药，二味相合，起到养血以和血的作用，红花辛温，活血化瘀，用以祛脉络之阻滞，为本方之佐药；冬瓜仁味甘微寒，功能清热化痰，既可清血中之郁热，又可祛痰以畅气机，为本方之使药。药仅4味，具备养阴和血、祛瘀化痰之功，而共奏止崩之效。从药物的配伍和剂量的比重上，显示了主、辅、佐、使的特点。

方中记载崩止后再用六君子汤加当归、白芍调理。我们经治病例，均用此方善后，症获痊愈。先哲曾说"下血者，须用四君子汤以收功"，取其"血脱者益气"也。大崩之际，邪气方实，不可骤补；崩血已止，气阴俱伤，故宜扶正。所以用归芍六君子汤正是益气健脾，兼以养血之法。重在补阴以和阳，起到奉生化赤，促使气血迅速恢复的作用。

根据原方介绍是主治老妇血崩，并说："少妇大崩……照此方减去红花一半服之。"的确，本方不仅对老中年妇女的大崩有效，对少女的血崩，凡有共同见症者，亦均可使用，唯在于辨证精确耳。

例1：许某，女，45岁。

患者于1976年9月18日来诊。患者平时月经28天一至，量多有块，持续10天。于1971年发现患有子宫肌瘤，月经量增多，持续12天，曾用少腹逐瘀汤加减15剂，血止。经某医院检查肌瘤消失。1972年有两次子宫大出血，经用当归补血汤治愈。1976年5～6月份出现闭经，后因劳累又出现不规则子宫出血，淋漓不止已45天，色红有小血块，心慌气短，二便如常。又用当归补血汤治疗，血出如涌，并有7cm×8cm×3cm大小之血块。用西药安路血等止血，无效。

1976年9月6日妇科检查：外阴正常，阴道通畅，宫颈轻度糜烂，宫口松弛，宫体大小正常，偏左，活动正常，无压痛，右侧附件有3 cm×3 cm×2.5 cm之囊肿活动。

9月8日作诊断治疗性刮宫术，刮出较多呈条状增厚的内膜组织，病理检查为子宫内膜囊性增生。

术后1日血止，第2日又出血不止，曾用益气养血之剂7～8剂，出血量有所减少，但仍出血不止，建议切除子宫，患者不同意，要求中医治疗。

现症：崩血已五十余天，面目肢体虚浮萎黄，头疼头晕，自觉头部沉重胀大，两目发花，惧视色布及书报，睁目则心慌，气短烦急，委屈欲哭，哈欠频频，咽喉紧痛，四肢冷麻，夜间周身抖战，惊悸健忘，腹鸣辘辘，饮食二便一般，血红蛋白60g/L，苔薄淡黄，舌质淡，舌下静脉怒张，其色青紫，脉沉细，尺浮大无力。

辨证：属久病暴崩，血虚兼瘀。

立法：治以养血活血。

处方：服用胶红饮原方1剂，崩血即止。继服归芍六君子汤十余剂，善后调理。血红蛋白升至140g/L。随访两年余，患者能坚持整日工作，月经正常。

例 2： 宋某，女，15 岁。

初诊：患者于 1977 年 11 月 8 日来诊。12 岁初潮，经期准，血量血色正常。于 1977 年 9 月 21 日月经来潮，1 周后血止，但 10 天后又来，量多色红，已经 30 天。曾服中药、西药，用止血针剂等，血仍不止。血量时多时少，血色先红后黑，有少量血块，口干思饮，自觉身热，久坐腰疼头晕，眠食二便均正常，舌苔薄白，脉象略数。

辨证：血热妄行。

立法：凉血止血。

处方：

白芍 12g	生地 12g	丹皮 12g	阿胶 12g
艾叶 9g	荷叶炭 15g	香附 9g	炒蒲黄 9g
五灵脂 9g	怀牛膝 9g	益母草 9g	

5 剂

二诊：患者于 11 月 14 日来诊。血仍未止，他院给服求偶素，血量复增，恶心，头晕，腿酸，口干思热饮，仍按前方增入黄芪、三七，连服 5 剂，血仍未止。稍事活动，血即大下，其色鲜红，身热口干思热饮，腰疼，大便不畅，舌尖红，苔薄白，脉滑尺强。

辨证：血热兼瘀，郁而未发。

立法：拟以"火郁发之"之法调理。

处方：仿胶红饮加味。

处方：

阿胶 30g	当归 30g	红花 9g	冬瓜仁 15g
生地榆 30g	白头翁 15g		

4剂

　　服药 3 剂，血崩停止，精神转佳，饮食正常，久坐腰疼，给服归芍六君子汤 5 剂，随访 1 年，一切正常。

痛　经

宗修英先生认为痛经之证型，不外实证、虚证、虚实相兼三类。再推究其致痛之病因病机，有因实因虚之不同。因实致痛者，有气滞、寒凝、热瘀、湿滞、湿热凝聚之不同，均可导致血行不畅，阻滞于胞宫，"不通则痛"。因虚致痛者，乃气虚血少，阴精不足，血海空虚，经行之后，胞脉失养，致成虚性疼痛。故在治疗上，以祛痛为重点，属实痛者，以攻邪为主，如理气、散寒、清热、化湿、清利，以期经血畅行，达到"通则不痛"的效果。属虚痛者，以补益为先，待气血充沛，血海得养，任通冲盛，月事时下，其痛自止。至于虚实相兼者，则需攻补兼施，临证时，各随主次之不同，予以祛邪兼扶正，或扶正以祛邪，因人制宜，权衡处之可也。

例1：黄某，女，20岁，未婚，15岁初潮。

初诊：患者于1977年12月3日来诊。痛经已两年余。

现症：月经周期不准，经常每月两潮，经前小腹剧痛，甚则翻滚呼号。月经来后，量多、色深红、有血块，痛仍不减，不用止痛药不能缓解，经期5～6天。经止10天左右，第2次来潮，血量较少，色较前淡，腹部微痛，腰酸，2～3日可止。平素体健，性急易怒，晨起口苦，食欲尚可，口干喜饮，二便正常，睡眠不酣。经多次服用中西药物，未获理想效果，对治疗丧失信心，唯用止痛药物取效一时而已。今晨因小腹剧痛而醒，辗转不宁，腹部不喜重按，舌质暗红，苔少欠润，脉弦稍数，血尚未行，虽服止痛药物，痛不减，遂来门诊治疗。

辨证：肝郁化热，气滞血瘀。

立法：疏肝理气，清热化瘀。

处方：

当归 12g	赤白芍各 15g	香附 10g	生地 18g
枳壳 9g	黄连 6g	生蒲黄 10g	五灵脂 10g
黄芩 10g	栀子 10g	牛膝 15g	

6 剂

嘱每日 1 剂，经至如未尽剂，仍可继续服用。

二诊：患者于 12 月 12 日来诊。服上药两剂，痛势略可忍耐，第 3 日月经来潮，第一天血量一般，腹痛未已，第 2 至第 4 天血量增多，有小血块，腹痛隐隐，第 5 天血量减少，痛已极微，第 6 天血止。本次经期痛势较以往为轻，未服止痛药。询之口干、口苦略减。舌质暗红，苔薄淡黄，脉弦缓。服药稍应，仍按原方加减。

处方：

当归 10g	赤白芍各 15g	香附 10g	生地 15g
炒栀子 10g	川断 10g	柴胡 15g	丹皮 10g
生姜 3 片	薄荷（后下）2g		

10 剂

三诊：患者于 1978 年 1 月 3 日来诊。上方服完，停药十余日，月经未再来潮。自觉本月心情较前舒畅，睡眠较安，口干、口苦有所减轻。昨感小腹微痛，眠又多梦，已届经期，故来就诊。察其舌质暗红较前为浅，苔微黄，脉弦缓，再宗原方加减调理。

处方：

当归 12g	赤白芍各 15g	生地 15g	丹皮 12g
柴胡 12g	炒蒲黄 10g	炒五灵脂 10g	黄连 4g
栀子 10g	牛膝 10g		

7剂

四诊：患者于 1 月 13 日来诊。服药第 2 日月经来潮，小腹隐痛，血量较前少，血色先暗后红，未见瘀块，6 天血净，本月既未服止痛药，又出全勤，心情愉快，身躯轻松，要求服药巩固疗效。嘱服加味逍遥丸，早晚各服 6g。注意避免急气怒恼，忌食辛温助热之品。

五诊：患者于 1 月 31 日来诊。昨觉小腹胀坠不适，睡眠有梦，经期即至。嘱继服逍遥丸，每次 7g，日 3 次。10 天后来门诊，称本月经期平安度过。

按：本例痛经是临床常见证型之一，其证以肝经蕴热为主，如性急易怒，口干口苦，饮水量多，脉弦数等。热甚血瘀，故有舌暗，血块，小腹剧痛。热迫血行，故量多色鲜，一月二行。肝热扰心，可见睡眠多梦不酣。脉证合参，故诊为肝经蕴热，阻塞气机，迫血妄行之候。第二次来潮是因前次瘀热未尽所致，故痛轻色浅。治法上选用芩连四物合失笑散加减，方中黄芩清理肝热，"实则泄其子"，故用黄连清心，正是泄肝。栀子可清三焦郁热，三焦气化正常，则血循正经。三味合入归芍生地，则可清热调经，既防其因热致瘀，又制其热迫妄行，故为本方之主药。辅用香附、枳壳以调经畅气，赤芍、蒲黄、五灵脂以行瘀止痛。佐牛膝以引下化瘀。药后热减痛轻。二诊时，血已停止，防其再至，仍宗原意改用丹栀逍遥散加减。因血行热减，故减芩连、失笑、牛膝，加柴胡、薄荷、生姜以解郁疏肝，加丹皮以清热凉血，佐川断以补肝肾、止崩漏，药后未再二次来潮，诸证均减，继服前方加减，经期正常，疼痛已除。

例 2：王某，女，27 岁，已婚，16 岁初潮。

初诊：患者于 1978 年 12 月 30 日来诊。经前腹痛已十余年。

现症：月经周期 28～34 天，经前小腹胀坠剧痛，腰腿冷痛，腹部喜暖，经量不多，经期 6～11 天，初至色淡质稀，后半色稍红，杂有小血块，症状冬重夏轻，两经中间腰腿酸痛，腹部坠胀，带多清稀，食少，不欲饮水。面容戚苦、色黄，鼻旁隐约黑斑，眼周发暗。平素胃脘时作胀痛，大便稀薄，尿量一般，身体倦怠，舌苔白润，舌下轻瘀，脉沉细稍弦。昨起小腹剧痛，手足冷，来门诊求医。

辨证：脾肾两虚，寒凝湿滞。

立法：健脾燥湿，温肾散寒，参以理气。

处方：

炒当归 9g	赤白芍各 12g	熟地 18g	川芎 6g
香附 9g	小茴香 15g	吴茱萸 10g	白术 10g
党参 15g	艾叶 9g	陈皮 6g	甘草 6g

7 剂

嘱忌食生冷。

二诊：患者于 1979 年 1 月 8 日来诊。初诊当日，药尚未服，月经已行，症如既往，痛未减轻。服药 1 剂，痛势锐减，血量略增。带经 7 天，血净来诊。舌苔同前，脉沉细。服药既应，经期已过，拟从健脾温中理气着手调理。

处方：

茯苓 15g	苍白术各 15g	党参 20g	吴茱萸 8g
小茴香 10g	煅石脂 10g	牛膝 12g	乌药 10g
干姜 8g	甘草 6g		

10 剂

三诊：患者于 1 月 20 日来诊。药后手足渐温，腹中有暖感，坠胀亦轻，腰腿仍有酸痛，白带明显减少，食欲有所增加，大便先成形后溏，体力略有起色。苔薄白，脉沉细。原方继服 10 剂。

四诊：患者于 1 月 31 日来诊。药后诸证均减，经期已届，腹部又感微痛不适，面色及瘀斑均有好转，苔薄白，脉象沉缓。再宗第 1 方加减。

处方：

当归 12g	白芍 15g	川芎 4g	吴茱萸 10g
乌药 10g	桂枝 8g	白术 10g	茯苓 12g
干姜 8g	甘草 6g		

7 剂

五诊：患者于 2 月 9 日来诊。上方服 1 剂月经即来潮，腹痛不著，腰腿酸沉，血量一般，色正无块。第 2、3 天量稍多，5 天血止。十多年之痼疾，经月余治疗，痛势得到解决，释去精神重负，患者心情愉快。嘱服艾附暖宫丸、八珍丸，早晚各 1 丸，共服 1 个月，以巩固疗效。

逾年曾询问患者之妹，据述未再发作。

按：本例痛经，也是临床最常见证型之一，以虚寒为主。如恶寒肢冷、腰腿酸痛，苔白，带稀，眼周发暗等，均属肾经有寒；脘腹作胀，便稀，饮食量少，腹痛喜暖，经淡质稀，肢体困倦，脉沉细弦等，为脾胃阳虚。脾虚湿蕴，阻滞气机，故见腹部坠胀，纳少不喜饮，脘时胀痛。寒湿遏气，血行受阻，故小腹剧痛，经水有块，面部黑斑，舌下轻瘀。既属虚寒，法当补益，兼以祛邪，故选用参、术、草以健脾益气；熟地、小茴香、吴茱萸以补肾散寒，归、芍、川芎以和血化瘀；艾叶配吴茱萸、小茴香以温经止血，助参、术、草以化湿，佐香附、陈皮以畅气机。忌食生冷以防寒湿复增。所以药后腹痛锐减，血量略多。脾肾久虚，寒自内生，湿滞气阻，瘀血乃成，故于经后从治本入手。用四君子汤加苍术以加重健脾燥湿；干姜协吴茱萸、小茴香温脾肾之阳以化湿，煅石脂配四君以收湿涩肠，乌药理气散寒以祛腹胀，牛膝补肝肾、强筋骨以制腰痛。药后寒湿渐化，故肢温带少，胀减纳增，瘀斑渐褪。因经期将至，故减健脾涩肠之品，再加理血之四物和温经散寒之桂枝，药后经水如期来潮，无明显自觉症状。继服丸药，痛经遂愈。

例3：苏某，女，22岁，未婚，16岁初潮。

初诊：患者于1981年3月2日来诊。痛经年余，近3月加剧。

现症：经水先后不定期，以先期为多，月经量少，初至色淡，第2至3日，血色稍红，第4至5日量少断续若无，腹痛隐隐，腰酸腿软。6日血净，痛势绵绵，按之稍减。约2~3日后，痛方尽已。平时纳少，大便时燥时溏，气短疲惫，不耐寒热，眠中多梦，手足心热，面黄体瘦，语少声低，舌体瘦小，苔少微黄，脉沉细无力。现已届经期，血尚未行，故来就诊。

辨证：脾肾两虚，气精亏损。

立法：健脾补肾，益气填精。

处方：

人参 6g	茯苓 10g	野於术 12g	山药 12g
当归 10g	熟地 20g	山萸肉 15g	巴戟天 10g
怀牛膝 12g	菟丝子 15g	壳砂 6g	

10剂

二诊：患者于 3 月 15 日来诊。药后精神稍好，经至同前，腹痛天数减少，余无著变，脉舌同上，嘱于前方加阿胶（烊化）10g，连服 20 剂，再来门诊。

三诊：患者于 4 月 8 日来诊。药后食欲好转，大便正常，肢体较前有力，月经如期来潮，量色均较前佳，仍于经后腹痛，痛势轻微，两日痛止。脉沉缓稍细，面色渐润，苔薄淡黄。服前方既应，嘱再服 1 个月，并加强营养，以期痊愈。

四诊：1 个月后患者来诊，面色红润，精神愉快，据云月经量仍不多，但血色正红，腹痛消失，除不能耐大劳外，余无不适。为了巩固疗效，仿张景岳毓麟丸配丸药继服。

处方：

人参 60g	白术 60g	茯苓 60g	当归 60g
熟地 60g	菟丝子 60g	杜仲炭 60g	鹿角霜 60g
白芍 60g	巴戟天 60g	川芎 30g	甘草 30g
木香 30g			

蜜丸 7 日量

共研细面蜜丸重 9g，早晚各服一丸，温开水送下。服 2 个月。

半年后来院面述，诸证均除，精神体力均佳。

按：本例痛经，纯属虚性痛经。如平时纳少便溏，气短身疲，面黄体瘦，舌小等，乃脾虚失运，不能散精之候；腰酸腿软，不耐寒热，乃属肾虚之征。脾肾两虚，化生无权，精不化血，冲任空虚，以致形成血少色淡。经行之后，血海空虚，胞脉失养，故腹痛喜按。根据"虚者补之"原则，采用补益先后天之剂。方中参、苓、术以健脾补中，大补元气；熟地、山茱萸、巴戟天、牛膝、菟丝子、山药等补肾阳、阴精之不足。阴阳并补，精气互生，更配当归以养血，佐壳砂以醒脾。药后略有转机，故加服阿胶以养血滋阴，连服 50 剂，病势大为改观。终以补脾肾之毓麟丸加减（减川椒，加巴戟天、木香）配丸调理两月余，证遂痊愈。

例 4：王某，女，25 岁，未婚。

初诊：患者于 1979 年 8 月 8 日来诊。经期腹痛已 4～5 个月，每月提前 6～8 天。

现症：腹部酸胀坠痛，下肢酸麻，夜尿频，色黄量少，带多黄稠，饮食尚可，大便正常，舌质暗红，苔薄黄，脉滑数，重按力不足。经期腹痛加剧，经至量少有块，二日即净。

辨证：肾气不充，湿热下注，冲任受阻。

立法：清利湿热，兼益肾气。

处方：

苍术 12g	黄柏 10g	白头翁 12g	泽泻 12g
草薢 10g	益母草 30g	乌药 10g	益智仁 10g
怀牛膝 15g	香附 10g		

8 剂

二诊：患者于 8 月 18 日来诊。药后夜尿已不频，经水提前 5 天来潮，量稍增，仍有血块和腹痛，3 日血止，黄带稍减，苔薄白，脉沉弦滑稍数，原方继服 15 剂。

三诊：患者于 9 月 5 日来诊。药后尿量正常，腹已不痛，尚感腿酸，黄带已无。因经期在即，遂来就诊。苔薄白，脉沉滑有力。再以化湿调经为法。

处方：

茯苓 15g	益母草 30g	当归 12g	白芍 15g
川断 10g	山药 12g	牛膝 10g	香附 10g
川芎 6g			

7剂

四诊：患者于9月15日来诊。服药4剂，经水已行，经前腹部稍感不适，血量较前多，未见血块，4日量少，5日即止。嘱停药观察，并忌食生冷、辛辣之品。

按：本例痛经，也属常见证型，但较前两例稍少，其证以下焦湿热为主。如尿频黄短，带黄稠黏，脉滑数，苔薄黄等，乃属湿热之征。腹部胀坠，为湿郁，湿热蕴郁下焦，阻滞冲任气血，故见腹酸痛，血量少，有血块。本例病程短，症状轻，且年方青壮，而见下肢酸麻，经至量少，晚间尿频，带多，脉沉无力者，说明肾气不足，水湿下注，影响藏精化血，可见上述症状。又由于患者年方少艾，气血方刚，湿郁化热，可致黄稠带下。因处于邪实正稍虚阶段，故用二妙丸加泽泻、萆薢以清热燥湿、淡渗祛浊为主药，辅以乌药、益智仁、牛膝补肝肾而制尿频，佐白头翁、益母草、香附以利湿清热，理气调经，而白头翁更有除湿祛坠作用。故于药后，湿热殆尽，尿、带均正常。因经期将临，故减少清利之品，增入归芍、川芎以和血，加川断、山药以助肾气，药后症除。

例5：崔某，女，35岁，已婚。

初诊：患者于1980年4月15日来诊。痛经2年余，近半年加剧。

现症：经期一般，经前一周即感乳房胀硬，痛不可触，两胁胀满串痛，四肢痛无定处，同时烦躁易怒，晨起口苦，食少脘胀，食后作呃，继之小腹胀痛颇剧，服止痛药略可缓解，月经初至，量少色暗不畅，翌日量增痛减，三日痛除，五日血止。精神平静，态度安和，多梦扰眠，二便正常，苔薄淡黄，脉弦大、有力。近二日，乳房又作痛，前来就医。

辨证：肝郁气滞，血行不畅。

立法：疏肝理气，活血止痛。

处方：

当归 12g	赤白芍各 15g	生地 20g	柴胡 15g
香附 10g	延胡索 10g	川楝子 12g	枳壳 9g
黄芩 9g	桃仁 9g	红花 9g	

5剂

二诊：患者于 4 月 22 日来诊。药后，两胁窜痛减半，口苦轻，第 3 天月经来潮，量多色正，食欲正常，本届未服止痛药。嘱以后每于经前服上方 4~5 剂。患者照服，痛即不发，连服 3 个周期，痛经遂愈。

按：本例痛经是以气滞作痛为主症，是临床最为多见的证型之一。五志之中，肝志易发，肝本血脏，体阴用阳。一旦失其疏泄，每易贼害他脏。如本例因肝郁气滞，循经上扰，窜及两胁、乳房而胀痛；肝气横逆则气机紊乱，可见四肢窜痛；乘及脾胃，升降失常，可见食少脘胀，食后作呃。肝郁化热，可见烦躁易怒，晨起口苦，多梦扰眠。气滞血瘀，可致小腹胀痛，血少色暗不畅。待血行气行，量增痛减，人即安和。故选用桃红四物汤、四逆散、金铃子散等方加减，以舒肝理气，活血调经，一方到底，病获痊愈，正所谓"调经肝为先，舒肝经自调"之意也。

闭　经

　　经闭一症，是妇科常见病之一，其病因较多，症情复杂，是临床较为棘手之病。但宗修英先生根据临床分析，总不外乎虚实两类。实证多为冲任瘀滞，涩而不行，但又因寒凝、热瘀、气滞、痰阻等不同病因，故在治疗中审证论治，既治其因（不外散寒、清热、理气、化痰），兼破其瘀，可收到较为满意效果。而在虚证中，则需以补为主，但又需审其虚在何脏，再分其气、血、精、津，究属谁亏，才会有的放矢。临床常见之经闭病例，有的暂时取效，有的服药无效，究其原因，无非辨证失误所致，难怪久治不效。由此可见，"治病必求其本"是不可移易之治疗规律，舍本逐末，或治疗失误，则难于收效。

例1：赵某，女，26岁。

　　初诊：患者于1979年8月5日来诊。闭经7年，非药不至。

　　现症：近1年，左少腹时作刺痛，多在夜间，痛时不喜按。每服用通经药后月经方潮，量少色黑，有血块，血块下后疼痛稍减，3日即止。现已4月未潮。食欲尚可，饮水则面肿，大便干燥，小便一般。平时屡见心慌腰痛，腹冷喜暖，面色晦黄，唇上鼻侧均有暗斑，舌苔薄白，舌边瘀点，舌下轻瘀，脉象沉弦欠畅。

辨证：寒凝血滞。

立法：温散辛通。

处方：

当归 30g	赤白芍各 24g	川芎 10g	熟地 24g
桂枝 10g	干姜 10g	细辛 4g	苏木 20g
香附 10g	大黄（后下）8g	牛膝 12g	甘草 6g

6 剂

嘱忌生冷食物。

二诊：患者于 8 月 15 日来诊。药后腹冷减少，痛势略减，大便畅行，又续服 4 剂。服毕，月经昨日来潮，初至色深含块，半日后血色渐红，痛亦减少。今日量多色正，血块已无。现腹已不冷痛，大便畅行，未再心慌，腰有时痛。苔薄白，脉沉弦缓。前方加减继服。

处方：

当归 15g	白芍 15g	熟地 20g	川芎 8g
干姜 9g	香附 10g	白术 10g	川断 15g
吴茱萸 8g	肉桂 2g	甘草 6g	

15 剂

嘱于经后隔日服用 1 剂，注意避免寒冷刺激及忌食生冷。以后月经基本按时而下。

按：本例经闭的主要症状是少腹部刺痛。刺痛乃血瘀症状，且不喜按而喜暖，是因寒瘀实痛无疑。夜间属阴偏寒，所以发痛多在夜间。寒凝血瘀故量少有块。面、舌有斑，脉沉弦不畅，均属瘀象。寒盛则阳衰，阳失温煦，水湿难化，故饮水则面肿。由于寒凝血瘀，肠失濡润，寒实郁滞，故大便燥结。至于心慌腰痛，无非血瘀不畅，心经失养；冲任根于肾，肝肾同源，肝血瘀阻，冲任脉虚。故治疗方药用干姜、细辛之大辛大热，配桂枝、苏木辛热散寒，温经通脉为方中之主药；重用四物汤并加赤芍，以养血润燥，温经活血为方中之辅药；佐香附、大黄以理血中之气，并能温下逐瘀（大黄本属苦寒泄下之品，因与姜、桂、细辛同用，即成温下）；甘草配辛温之味以助阳散寒；牛膝为使，引药下行，共同完成温散辛通之功，故于药后冷减痛轻，10剂后，则经通来潮。二诊处方减少温通下行之品，以免温通过重，反易耗阴，故以肉桂易桂枝，取其温而不通，另加白术补益后天，以资化源，并嘱于经后隔日1剂，意在平时调补肝肾，健脾温阳，使郁积之阴冷尽除，脾肾相得，气血流畅，月事得以时下。

例2：王某，女，28岁。

初诊：患者于1978年4月27日来诊。经闭3～4年，非做人工周期不至，逐年发胖，体重由105斤增至148斤。

现症：月经4月未潮，平时腰痛肠鸣，少腹胀硬隐痛，恶热易汗，身疲嗜睡，纳呆不饮，二便正常，舌暗苔淡黄厚稍腻，舌下稍瘀，脉象沉缓，白带黏稠，体胖，面黄，婚后2年未孕。

辨证：痰湿蕴郁，痹阻胞宫，冲任滞涩。

立法：祛痰除湿，化瘀通痹。

处方：

茯苓20g	苍白术各15g	半夏15g	橘红12g
柴胡9g	车前子（包）18g	怀牛膝10g	益母草20g
红花12g	当归尾12g	通草6g	

10剂

二诊：患者于 5 月 9 日来诊。药后周身轻松，嗜睡稍好，尿量增多，白带量减，腰际酸痛，时有寒热，汗出，舌暗苔少，舌下稍瘀，脉沉缓。原方加减。

处方：

茯苓 24g	半夏 12g	橘红 12g	益母草 30g
泽兰 9g	苏木 15g	生蒲黄 12g	五灵脂 12g
怀牛膝 15g	柴胡 9g	酒黄芩 9g	皂角刺 6g

10 剂

三诊：患者于 5 月 21 日来诊。前方服 5 剂后，于 14 日经水来潮，量少色淡，一天半即无。余症均减，体重减少 8 斤。原方继服 20 剂。

四诊：患者于 6 月 20 日来诊。月经过期 5 天仍未来潮，腰酸腹坠，有经水欲下之感，时感头晕乏力，纳佳能饮，二便正常，舌脉同前。嘱继服 4 剂。过 5 天又来诊，据云服 3 剂后月经来潮，量少色较前红，但淋沥不畅，小腹隐痛，舌脉同前。

处方：

当归 12g	白芍 15g	熟地 20g	香附 10g
桂枝 9g	苏木 10g	吴茱萸 8g	焦山楂 10g
甘草 6g	月季花 12g		

4 剂

五诊：患者于 7 月 6 日来诊。药后月经量稍增，腹痛已除，共行经 5 天。患者精神愉快，身体轻松，面色转佳，要求服成药，嘱服经验方保坤丸。两月后，经期基本正常，未见其他不适。

按：凡经闭后发胖，或发胖后经闭，多与痰湿有关。如本例经闭，即先经闭后发胖者，察其症状，腹胀肠鸣，身疲嗜睡，纳呆不饮，白带黏稠，舌苔黄腻，脉象沉缓，皆为脾运不健，水湿不化，中困脾胃，下陷冲任所致。且湿邪久郁，逐渐化热，故又见带稠、苔黄、恶热汗出等症。痰湿内蕴，冲任受阻，血行滞涩，故见经闭，但非血虚精亏者可比，故做人工周期可来潮。临床表现又有瘀滞现象，如少腹胀硬、隐痛、腰痛、舌暗、舌下稍瘀等，但又与纯属气滞血瘀者不同，以其具有痛而不甚、瘀而不固等特点。故在治疗上以健脾燥湿，活血通痹为主。选用二陈汤去甘草加苍白术以加重燥湿功用，配车前子、通草以淡渗下利。辅以当归尾、红花、益母草活血行瘀，兼以利湿。佐柴胡舒达肝气，牛膝下行。药后月经虽未至，但湿邪渐化，而瘀象仍在，其所以出现寒热者，乃湿邪渐去，血瘀未行，肝胆气机不和之故耳。故于第2方中仍用二陈汤以燥湿化痰，配皂角以化痰导滞，更用失笑散配苏木、益母草、泽兰以活血行瘀，兼以利湿，加黄芩配柴胡以和少阳之枢。药后经水虽来，仍为量少色淡。继服二十余剂，月经后愈1周余而至，色渐转红，量仍不多，故改用归、芍、熟地以养血，桂枝、苏木、吴茱萸以温经通络，配焦山楂、月季花以行血，香附理气，甘草和中。痰湿本为阴邪，血得温则行，故终以温养通下之法收其全功。

例3：石某，女，36岁。

初诊：患者于1980年4月10日来诊。经闭年余，曾服活血通经药，月经稍见旋止，屡服大黄䗪虫丸等，未见效果。

现症：每届经期，腰痛腹胀，胸闷乳胀，心情烦躁。4～5天后，逐渐平息，但平时易怒，食不甘味，食后脘胁作胀，甚则串痛，呃逆频频，口苦思饮，睡眠不宁，有时因梦中哭骂而醒，大便偏燥，小便黄短，小腹痞痛，小腹有痞块约6cm×8cm，不喜按，舌边稍红，有瘀点，苔薄黄，两脉弦劲。

辨证：肝郁化热，气滞血瘀。

立法：疏肝清热，理气活血。

当归尾 15g	赤白芍各 15g	枳实 10g	柴胡 15g
黄芩 9g	牛膝 15g	半夏曲 12g	桃仁 10g
红花 10g	三棱 9g	莪术 9g	酒大黄（另泡兑）4g

7剂

嘱避急怒，忌辛燥。

二诊：患者于 4 月 18 日来诊。药后烦急、口苦、胁胀、呃逆等有所减轻，二便均已正常。唯腹部胀痛较明显，月经仍未来潮，舌象同前，脉象弦劲渐缓。再按原方加减。

当归尾 12g	赤白芍各 15g	枳实 10g	生大黄（另泡兑）6g
桃仁 12g	红花 10g	青皮 10g	延胡索 10g
牛膝 9g	三棱 10g	莪术 10g	川芎 6g

6剂

三诊：患者于 4 月 28 日来诊。服药 3 剂，初服大便稍稀，继服已不稀，痛仍未已，第 4 日月经来潮，量少色黑，有血块，痛势减少，第 5、6 日血量增，色转暗红，血块减少，痛亦遂止。带经 5 天，乳胀、呃逆、口苦、烦急等症均不明显，食欲好转，舌苔薄白，瘀点色浅，脉象弦缓，小腹痞块减为 4 cm×6 cm，质软，已不拒按。时在经后，仍按原意缓图。

处方：

当归 15g	白芍 15g	香附 10g	乌药 10g
川楝子 10g	延胡索 9g	荔枝核 12g	川芎 6g
枳壳 9g	鸡内金 12g	熟大黄 4g	柴胡 12g
甘草 6g			15 剂

嘱每周服 5 剂，服毕来诊。

以后又来诊两次，仍按前方加减，经水如期而至，量色较佳，血块仍多，情绪稳定。舌苔薄白，瘀点不明显，脉弦缓，小块癥积已无。嘱服原方 5 剂后，再以妇科得生丹及逍遥丸交替服用 1 个月。1981 年因他病来诊，得知月经已正常。

按：本例是属于经闭中的常见证型，即中医学所谓之郁证。盖郁之为病，首先由气郁开始，气郁不解而后会出现食郁、痰郁、火郁、湿郁、血郁等不同郁证。本例即属气郁（肝气）化热之后，致成血郁——即血瘀。如平时易怒，乳胀躁烦，口苦思饮，便燥尿黄，脉弦劲，舌红苔黄等，均为肝郁化热之象；胸闷太息，呃逆串痛，食不甘味等，乃属肝失疏泄、气机受阻、胃失和降之候；至于睡眠不宁，梦中哭骂，乃系肝郁化热、扰及心神所致；小腹痞痛，实为气滞血瘀蕴结而成之癥积，癥积乃是实邪，故不喜按。据如上故辨为肝郁化热，气滞血瘀。在治疗方面，选用血府逐瘀汤加减。方中桃红四物汤活血消瘀，加三棱、莪术以消积通经；柴胡、黄芩、白芍以疏肝清热；加枳实、酒大黄以散结消痞，泻热行瘀；配牛膝下行，半夏曲宽中和胃，下气散结。并嘱避急怒，以减肝气复郁；忌食辛燥，免再助热。药后肝热气滞有所缓和，而腹痛反较明显者，乃行血化瘀之剂已达病所，瘀血将行未行之际，故痛势较著。因此在第 2 方去柴、芩、半夏之清疏降逆，仅用青皮一味以破气散结，舒肝止痛，于前方中又增入川芎、延胡索以加重行气活血、散瘀通经作用。至于大黄一味，在第 1 方用酒制大黄 4g，取其能驱上焦火热，通便行瘀，故药后热减便通。第 2 方改用生大黄 6g 者，盖因大黄既入脾、胃、大肠经，又入肝与心包经，乃血证中之要药。加于行血剂中，其性走而不守，长于下通，无坚不破，故能共奏通经化瘀之效。果于药后血行症减、痞块缩小。经闭既通，不需多用攻伐之峻药，所以嘱在经后服用第 3 方，意在养血活血，理气舒肝。方中去赤芍、棱术、桃红之峻猛，加柴胡、香附、乌药、川楝子以理气舒肝，活血止痛，以当归代归尾，枳壳代枳实，熟大黄代生大黄，药性均以柔易刚，仍不失原方之旨。佐荔枝核一味取其能入肝经血分，而去气血瘀聚之痛，甘草以和诸药。每周 5 剂，以边治边调，希在两经之间，促其气顺血行，经水得以按时而下。再于经前服用原方加棱术、蒲黄，经水按时而至，更以丸药善后，症遂得愈。

例 4：姜某，女，19 岁。

初诊：患者于 1977 年 10 月 28 日来诊。15 岁初潮，每月量少后错，17 岁在校拉练患痢疾后，经闭 1 年，曾服药来潮两月，现又半年未至，屡服调经活血药物，均未获效。

现症：经水未行，届期未见任何不适，平时腰腿酸软，懒于行动，每有时疫，必感无遗。饮食量少，二便正常，睡眠安好，记忆力差，身体瘦弱，面色淡黄，舌质稍淡，苔少，舌根边稍见花剥，脉象沉细缓。

辨证：先天不足，气营两虚。

立法：益气养血，兼补先天。

处方：

党参 9g	黄芪 15g	茯苓 10g	白术 9g
当归 9g	白芍 12g	川芎 4.5g	熟地 18g
玄参 12g	菟丝子 15g	肉桂 4.5g	附子 6g
刘寄奴 8g			

10 剂

二诊：患者于 11 月 12 日来诊。药后精神较佳，食量大增，腰腿酸软减轻，经水仍未行，舌苔薄白，花剥处薄覆微苔，脉象沉缓稍细。将原方中黄芪、菟丝子均改为 25g，再服 10 剂。

三诊：患者于 11 月 25 日来诊。服药 6 剂，月经来潮，初至量少，腰腹酸坠不适，翌日量稍多，3 日量少，4 日晨饭后即无，腹部隐隐作痛，身疲乏力，舌脉同上。嘱服十全大补丸，早晚各服 1 丸，以 1 月为期。以后未再来诊。1981 年询问其母，得知前症已愈。

按：本例属于因虚致闭。一般虚性经闭，多属脾虚不运，化生无权，或失血、久病、阴血亏损所致。而本例除有饮食量少，体瘦面黄，舌淡等脾虚失运症状外，以肾虚症状较为突出，如初潮较迟，量少后错，腰腿酸软，已属肾气不足之征；先天精亏，正气不充故易感外邪；脾失肾煦则饮食量少；髓海不充则记忆力差，舌根乃属肾位，花剥是阴精亏损之象，更足以说明肾气亏虚。迨患痢之后，更虚其虚，故出现经闭 1 年。经治虽潮，仅有 2 个月又见经闭，显为先天不足，气营两虚之候。故在治疗上除补益气血治其标，更要培养先后天以治其本。故选用十全大补汤加减。方中参、芪、苓、术益气健脾，去炙甘草恐其减缓药力；芎、归、芍、地养血调经，加刘寄奴为其通经血，又加玄参、菟丝子、附子以补肾之阴阳。全方以补为主，佐通药用以协调气血阴阳，药后症状有所缓和，再诊加大黄芪、菟丝子用量，以助脾肾两经的气精作用，药后月经来潮，一方到底，竟收全功。

更年期综合征

妇女更年期综合征，西医学指由于卵巢功能衰退，雌激素分泌减少而引起自主神经系统功能失调的症候群。主要表现为潮热，汗出，情绪急躁易怒，头晕，心悸，失眠多梦，忧郁，悲伤哭笑无常等。这些证候往往轻重不一，参差出现，持续时间短者仅数月，长者迁延数年。绝大多数妇女通过自身调节及适宜保健可顺利度过该时期，但 10%～15% 的患者症状严重，可影响生活和工作，降低生活质量，影响身心健康。

中医对于该病称为"绝经前后诸症"。《素问·上古天真论》曰："女子七岁肾气盛，齿更发长；二七而天癸至，任脉通，太冲脉盛，月事以时下，故有子……七七任脉虚，太冲脉衰少，天癸竭，地道不通，故形坏而无子也。"妇女一般到 49 岁左右，体内天癸衰竭，任脉虚弱，太冲脉少。冲任之本在于肾，故本病根本在于肾中精血亏虚，常累及肝、心、肺、脾。

宗修英先生认为，更年期综合征多为虚证（阴虚为主，而气虚次之），纵有某些实证夹杂，然亦究属虚中之实证，而纯属实证者则极为罕见。在治疗方面，应以补虚为主，或滋肝肾之阴，或补心肝之血，或益肺脾肾之气，无不以"虚则补之"治则为主旨。至于清心宁神、镇惊和胃等药物，均在补虚基础上，根据临床所见，予以辨证加味。待虚证得复，邪实得清，症即获愈。

例1：汪某，女，52岁。

初诊：患者于1978年3月2日来诊。功能性子宫出血20年，1977年10月绝经。

现症：近1年来，手足心热，夜喜露足，心烦急躁，夜间燥热，时有盗汗，口燥咽干，唇干欲裂，渴不多饮，食少不甘，大便时干时稀，夜尿频多，头晕且痛，眼干耳鸣，眠迟早醒，肝区时痛，身疲气短，腰腿酸痛。两月前月经又稍至即止。下肢、面部稍浮肿，颧微赤。血压160/95mmHg。舌质红，舌苔少，脉象沉细弦微数。

辨证：肝肾阴亏，脾肾气虚。

立法：补阴益气。

处方：

盐知柏各9g	当归9g	熟地18g	麦冬12g
川楝子9g	枸杞子15g	五味子9g	太子参20g
白术15g	甘草6g	沙参20g	肉桂1.5g

7剂

忌食辛辣食物。

二诊：患者于3月12日来诊。药后五心烦热略减，盗汗已止，口咽干燥轻，大便偏干，余症同前。舌红苔薄微黄，舌边暗、有瘀斑，脉象沉弦细。前方加减继服。

处方：

盐知柏各9g	沙参30g	麦冬12g	生熟地各18g
当归9g	白芍12g	尾连9g	肉桂1g
阿胶（烊化）12g	枸杞子15g	川楝子10g	甘草6g

7剂

三诊:患者于 3 月 22 日来诊。药后诸症均有减轻,盗汗唇干咽燥、肝区痛、头晕、尿频等均除。舌红减,苔薄微黄,脉沉细弦,嘱继服原方加减三十余剂,前症已基本痊愈,血压正常。

按:本例患者,年逾半百,时已绝经。因崩漏多年,阴血素亏,七七之后,肝肾益虚,故症见手足心热,烦急盗汗,口咽唇干,两眼干涩,腰腿酸痛,睡眠不宁,脉沉细微数,舌红苔少,两颧微赤。阴虚阳亢,故头晕且痛,血压升高。阴虚日久,累及气分。如肾气不固,夜尿频多,两耳蝉鸣;脾气不充,故见食少不甘,大便时干时稀,身疲气短,肢、面浮肿。综合前症,以阴亏为主,气虚次之。故热势较著,热郁冲任,血脉致枯,可见舌边瘀斑,经绝复至。

在治疗方面,宗修英先生认为以补阴为主,益气为辅,方用一贯煎、滋肾通关丸、生脉散加味。方中当归、熟地养肝血;熟地、知母、枸杞子、五味子以滋阴生津,敛气涩精;参、术、草以益脾气,不用党参而用太子参者,因彼燥而此润也。川楝子以疏肝止痛;沙参、麦冬清心润肺以泻热除烦;知母、黄柏滋阴泻火,少佐肉桂以同气相求,引火归原。忌食辛辣者,减少辛燥继续伤阴之故耳。故于药后阴分渐复,津液得生,燥象减轻,继服前方加减。因脾气渐复,故减参、术,加生地、白芍、阿胶以加强养血清热作用。汗液已除,故减五味子之酸收。加尾连与肉桂相配,取阴阳交泰以交心肾、安神志之用,连服月余,诸证遂安。

例 2:李某,女,49 岁。

初诊:患者于 1979 年 3 月 15 日来诊。1 年来月经先后无定期,量时多时少,色先浅后深,血压偏高。经内科、妇科检查为冠心病、更年期综合征。

现症:头痛阵作,心情烦急,手足心热,时感恶寒,潮热汗出,汗后恶风,视物模糊,睡眠不酣,偶有盗汗,下肢浮肿,饮食一般,大便正常,夜尿 1 ~ 2 次,时有腰痛,晨起口角有血痂,每届经期前症状加剧,平时体力一般,舌淡嫩，舌苔薄淡黄，脉象沉细稍弦。尿常规检查示微量尿蛋白。

辨证：阴阳失调，肝肺不足。

立法：养血益气，协调阴阳。

处方：

当归 12g	白芍 15g	生地 18g	熟地 15g
生黄芪 15g	女贞子 15g	旱莲草 15g	山药 10g
仙茅 10g	淫羊藿 9g	地骨皮 15g	茯神 10g

7 剂

二诊：患者于 3 月 25 日来诊。药后心情渐平，寒热略减。自汗盗汗明显减少，时有头晕，偶见头痛，下肢仍肿，睡眠仍不佳。舌同上，脉沉弦。原方加减继服。

处方：

当归 12g	白芍 15g	生熟地各 20g	生黄芪 15g
川芎 6g	知母 10g	炒酸枣仁 15g	茯神 12g
茯苓 20g	女贞子 15g	旱莲草 15g	仙茅 12g
淫羊藿 14g			

7 剂

三诊：患者于 4 月 15 日来诊。服 2 剂后，睡眠安好，情绪较佳。燥热渐退，未觉恶寒。月初经水来潮，3 日即止，量不多，色一般，经前症状未觉加剧。以后每月均按上方服 5～6 剂，即达到血压平稳，诸症若失。去年已绝经，除血压时有波动外，未见其他不适。

按：本例患者经水未绝，经期紊乱，临床诸症已具绝经前综合征之特点。观察其症，既有五心烦热，视物模糊，潮热盗汗，口角血痂，脉细，舌嫩之阴虚证，又有汗出恶风，时感恶寒，脉弦之阳虚证。血量时多时少，血色先淡后深，均属气血失和。阴虚则阳亢，可见头痛阵作，睡眠不甜，虚热动血。阳虚则不能制水，可见下肢浮肿、夜尿较频。结合脉症，不外心肝阴虚，脾肺阳虚之候。

在治疗方面，宗修英先生认为首先结合病所之脏腑，协调其阴阳。药用归、芍、生熟地以养肝阴，女贞子、旱莲草、仙茅、淫羊藿以调肾之阴阳，更佐生黄芪、山药以益脾肺之气，茯神以安神宁心，地骨皮入肺肝肾，以滋阴凉血。药后阴阳得复，故寒热略减，心情渐平。二诊处方稍加调整，去地骨皮、山药，加川芎、知母、酸枣仁、茯苓等，取酸枣仁汤补肝阴以宁心之意。果于药后睡眠、心情均较好转，寒已除，热渐敛。经前诸症已基本消失，嘱每月服药数剂，前证遂安。

例 3：刘某，女，50 岁。

初诊：患者于 1981 年 5 月 15 日来诊。素性柔顺，生育 4 胎。近 1 年来性情暴躁，睡眠欠宁。最近半年，经水断绝，并有精神症状出现。经我院妇科、神经内科检查诊为更年期综合征。

现症：心情烦躁，动辄发怒，虽溺爱其子，亦时笞骂其子，事后殊感悔恨，移时又发雷霆，家人都百般依顺，未敢稍违。入睡梦多凶险，时而惊醒呼叫，潮热盗汗，心悸乏力，饮食无味，多所疑虑，时与人争，兴奋激动，时或哭笑无常，或时自言自语。大便秘结，小便短赤。神清颧红，唇、舌质红光且嫩，舌尖红刺，苔少薄黄欠润，脉沉细数。

辨证：肾精素亏，肝失濡润，心血不足，神明失养。

立法：滋肝肾，养心血，润燥缓急。

处方：

生地 18g	何首乌 15g	白芍 15g	丹参 12g
太子参 20g	麦冬 10g	五味子 10g	炙甘草 10g
大枣 8 个	淮小麦 30g	生龙牡（先煎）各30g	百合 15g

7 剂

嘱忌辛辣、烟、茶等物。

二诊：患者于 5 月 25 日来诊。药后梦减，惊醒次少，烦急动怒仍时发生，但略能控制。未见哭笑无常，仍现忧郁躁扰。饮食欠甘，大便已行，尿色淡黄。舌红嫩略减，舌苔薄黄已润，脉沉细稍数。药合机宜，原方出入。

处方：

何首乌 15g	白芍 12g	丹参 12g	太子参 20g
天麦冬各 10g	五味子 10g	炙甘草 10g	大枣 8 个
淮小麦 30g	百合 15g	稻麦芽各 15g	生龙齿（先煎）25g
生龙骨（先煎）25g		生牡蛎（先煎）25g	

10 剂

三诊：患者于 6 月 8 日来诊。患者面露笑容，自述睡眠较安，心情平静，饮食知味，有时欲怒，但已能克制，疑虑大消，未见哭笑无常。脉沉细稍数，舌质略红，舌苔白润。自谓病已痊愈，要求停药。劝其继服前方 10 剂以资巩固。

按：本例患者系一多产妇女，妊娠哺育，操劳过度，阴血素亏。又值七七之年，生理已走向衰退，两虚（阴精）相合，则无以制阳，故证见烦躁多怒，潮热盗汗，便秘尿赤，颧红唇舌红光，脉细数等，均系虚阳上扰之候。至于睡眠惊呼，疑虑丛生，哭笑无常，或时自语等神志症状，当责之于心，因"心藏神"之故耳。肝肾本属同源，母病则能及子，当肾精亏损，不能濡肝，致成肝肾并虚，肝失疏泄，心血不荣，则心阳独亢，神明失养，神不守舍，故可见神志异常等症。

在治疗方面，宗修英先生认为选用生脉散、甘麦大枣汤加味以滋阴养血、清热润燥，甘以缓急。方中何首乌、白芍、五味以补肝肾之阴，生地、丹参、麦冬、百合入心以养阴润燥，清心安神，更用甘草、大枣、小麦、太子参之甘缓和中，滋养心气，佐龙骨、牡蛎以镇心安神，滋阴潜阳。故于药后症势得减，二方中更加天冬以增强养阴清热，加龙齿以镇惊，稻麦芽以和胃，药后症安。

（韩玉、李杨帆、杜仪）

不孕不育

在辨证论治不孕不育症方面，宗修英先生认为，实证有痰湿、气滞、血瘀、寒凝之不同，虚证有脾肾虚衰、化生无权和肝肾虚损、作强失司之差异。不孕患者除少数有先天生理缺陷外，大多由于后天病变导致，只要辨证明确，其中不少人可以通过治疗达到治愈目的。

人之生殖功能为肾所主，肾气充实，冲任气血才能旺盛。冲任二脉皆起于胞中，月经正常，胞宫才能发挥繁衍生育的作用。女子生长发育到二七之后，由于肾气充盈，自然具有生殖能力。如无其他病因影响冲任二脉，或伤及脾气，损及肝肾，则胞宫功能正常，气血旺盛，阴阳和无不成孕。宗修英先生在论治不孕不育症时，首重调经，强调辨证必须紧紧抓住气血的化生、转输、统摄等环节，兼顾其他血脏，如心、肝、脾等。掌握了各种月经不调的病因病机，才能达到种子成胎之效。宗修英先生认为不育不孕病人多因脾运不健，精不化血，聚为湿痰，以致体脂丰壅，阻塞胞宫；或为气滞血瘀，冲任不能相资，两精难以相合；或为气血两虚，寒湿流注胞宫，以致冲任空虚，难以摄精，或为肝肾两亏，精血虚耗，冲任气衰，胞脉失养。此外尚有多种不同病因，而其病机均与肾及冲任关系最为密切。

1. 痰湿

湿既可作为致病因素，又可以是病理产物。湿邪有内、外之分。外湿多因气候，久居潮湿环境，或涉水淋雨直接感受湿邪；内湿可因脾虚不能运化，或肾虚气化不利，水液代谢功能失常，水湿内停而致。素体阳气较盛，或素体肥胖，或饮食不节，嗜食辛辣之品或醇酒厚味，湿、浊、痰、瘀内生，成为引起不孕不育的内在病理产物。《傅青主女科·种子篇》论述了 10 类不孕，其中就有"胸满不思饮食不孕"、"肥胖不孕"的描述，"不知湿盛者多肥胖，肥胖者多气虚，气虚者多痰涎，外似健壮而内实虚损也"。素体肥胖，加上脾胃虚弱，痰湿内生，阻塞胞络，可致月经后错或经闭不孕。

例1：田某，女性，29岁。

初诊：患者于1980年3月28日来诊。结婚4年，月经既往基本正常，偶有后错。婚后1年曾受孕，因持重伤胎，6个月时早产，婴儿死亡。其后月经后错5～10日不等，逐年加剧，血量递减，色深有块，经期腹痛。1980年后经闭，服西药做人工周期方潮，色淡量少，1～2日即止，体重日增。经妇科检查未见异常。现已闭经4个月，来门诊求治。

现症：身重腿肿，食欲一般，不思饮水，神疲欲睡，大便量少不畅，尿量不多，带稀量多，腰腹坠胀，体重已由56公斤增至74公斤，精神面色正常，下肢按之凹陷，舌苔白腻稍厚，脉沉滑。

辨证：湿痰蕴郁，脾运不健，精不化血。

立法：健脾化湿，兼理冲任。

处方：

茯苓 15g	半夏 15g	苍术 15g	陈皮 9g
车前子（包）12g	川断 15g	炒当归 10g	杜仲 10g
泽兰 10g	牛膝 6g		10剂

嘱少食生冷。

二诊：患者于4月12日来诊。药后体重未减，但自觉身体轻灵，神疲欲睡略好。肢肿轻，月经未潮。舌苔薄白腻减，脉沉滑缓。嘱原方加益母草30g，丹参20g，连服30剂后来诊。患者述服20剂后，月经稍见即止，诸症均有好转。嘱继服前方，每月20剂。

三诊：患者于8月20日来诊。据述每月服上药，届期即可来潮，已有两次（6、7两月）量色较前为佳。除下肢稍肿外，余症基本消失。体重下降约5公斤，脉、舌正常。仍按原方去牛膝加白芍12g，熟地18g，嘱每于月经后10天连服15剂。

1981 年 6 月来诊，据述已妊娠 6 月，经产科检查，胎心正常。后足月顺产一女，母女平安。

按：本例为流产后继发不孕。其特点为月经递减，乃致经闭而体重日增。其主症为身重腿肿，不思饮水，便不畅，尿量少，带稀且多，腰腹坠胀，苔白腻，脉沉滑等。均属痰湿上犯清阳，困扰中焦，下注肝肾之候。痰湿内停，影响脾运，阻塞气机，精不化血，以致月经失调，导致经闭；甚或躯脂丰腴，阻滞胞宫，不能摄精，妨碍受孕。故用健脾益肾以祛痰湿，调和血脉以理冲任，是治本病的主要方法。

治疗中，宗修英先生有"虚则二陈、实亦二陈"之义，方药常以茯苓、半夏、陈皮为君。对此，宗修英先生解释其中之内涵：治疗痰湿的方药很多，经归纳亦不过几法，如"病痰饮者，当以温药和之"，半夏、陈皮温而燥；"善治痰者，不治痰而治气，气顺则一身津液亦随之而顺矣"，陈皮理气；"治湿当利小便，治湿不利小便，非其治也"，茯苓淡渗，俾湿无所聚；"脾为生痰之源"，茯苓健脾补虚以绝生痰之源，正符合"善治者，治其生痰之源"之旨。药仅三味，治湿原则俱在，有理有据，虚实皆可用，寒热加减用，使二陈汤更加丰满充实，配合五苓散、苓桂术甘汤、真武汤及八正散等方，施以清利、芳化、淡渗、苦燥、温化、涤逐、提壶揭盖等法，灵活多变，每取著效。

例 2：周某，女性，39 岁。

初诊：患者于 1995 年 5 月 23 日来诊。3 年前宫外孕，1994 年 12 月妊娠，50 天流产。末次月经 5 月 18 日。身倦不耐劳，无腰痛，纳可，饮一般，大便日一行，眠可，多寐，汗少，未见浮肿。月经 28 天一至，量可，色正，无明显不适。舌苔薄淡黄，脉沉缓稍细。

辨证：气虚湿滞。

立法：益气化湿。

处方：

炙黄芪 50g	当归 10g	茯苓 15g	白术 12g
半夏 10g	陈皮 6g	佩兰 15g	苏梗 10g
香附 10g	桂枝 6g	甘草 5g	萆薢 15g
菟丝子 15g	何首乌 15g	川断 15g	杜仲 12g
巴戟天 15g			7剂

二诊：患者于6月6日来诊。多寐减，基础体温未见双相。舌苔薄黄，脉沉缓，面色瘀。

处方：

炙黄芪 50g	当归 10g	茯苓 15g	白术 12g
丹参 25g	半夏 15g	陈皮 6g	佩兰 10g
萆薢 15g	杜仲 12g	川断 15g	菟丝子 16g
川椒 6g	巴戟天 12g	淫羊藿 15g	仙茅 15g
甘草 6g			12剂

三诊：患者于6月23日来诊。证势平平，基础体温较前略增，体力佳。舌淡红，苔薄黄润，脉沉缓。证治同上。

处方：

炙黄芪 50g	当归 10g	茯苓 15g	白术 15g
丹参 20g	半夏 10g	陈皮 6g	佩兰 15g
萆薢 15g	杜仲 12g	川断 15g	仙茅 15g
淫羊藿 15g	菟丝子 15g	远志 12g	甘草 6g
			14剂

四诊：患者于 1995 年 11 月 17 日来诊。妊娠反应（＋）。现腰酸，神困，大便正常，舌淡，苔根淡黄厚，脉沉滑。

立法：健脾益气化湿，养血安胎。

处方：

党参 25g	白术 15g	茯苓 15g	半夏 15g
陈皮 6g	木香 3g	佩兰 12g	炙黄芪 35g
菟丝子 15g	川断 15g	神曲 15g	芡实 12g
甘草 3g			

7 剂

按：本例亦为流产后继发不孕。其主症身倦不耐劳，舌苔薄淡黄，脉沉缓稍细，属气虚湿滞之象，无明显其他不适诱因致流产之气虚不固。所用方药重用黄芪、党参以益气补虚，以二陈汤的茯苓、半夏、陈皮为基础化湿，配以佩兰、草薢、白术等加大化湿之效。加大益肾固元之药以强化安胎保胎之效。本例患者守法守方，稍微加减，因虚补脾肾之气，因湿而用二陈汤化内蕴之湿郁，正足湿祛，胎产平安。

2. 气滞

肝主疏泄，疏通气机及宣泄情志，疏泄正常，冲任调和，胞脉得养，故能经调受孕。若肝气郁滞，疏泄失权，厥阴之气失宜，气血失和，冲任不资，则不能摄精成孕。

例 3：刘某，女性，29 岁。

初诊：患者于 1980 年 4 月 4 日来诊。结婚两年半未孕，妇科检查子宫偏小。婚前月经正常，偶见痛经。婚后因夫妻不和，精神不爽，月经多为后期，痛经明显，量少色深，兼有瘀块，故来就诊。现症：经期将至，两胁胀满，乳房胀甚，抑郁烦急较平时加重。小腹及右少腹作痛，按之不减，食少作呃，睡眠不宁，二便通调，两颧浅斑，舌苔薄黄，脉沉弦稍细。

辨证：肝郁气滞，经脉闭阻。

立法：疏肝解郁，理气行血。

处方：

酒当归 10g	酒白芍 12g	川芎 6g	醋柴胡 12g
茯苓 12g	醋延胡索 9g	酒黄芩 10g	醋香附 10g
醋青皮 9g	生姜 3 片	薄荷（后下）3g	

6 剂

二诊：患者于 5 月 10 日来诊。服药 5 剂，月经来潮，血量未增，瘀块减少，经后精神、食欲较前为佳。舌苔薄淡黄，脉沉弦。

处方：

当归 12g	白芍 15g	川芎 6g	醋柴胡 15g
郁金 10g	醋香附 10g	陈皮 8g	醋延胡索 9g
鸡内金 10g	神曲 12g		

10 剂

以后每于经前用第 1 方加减，经后用第 2 方加减，前后服用约 3 个月，面色转佳，经前诸症已不明显，于同年 10 月受孕。

按：本例不孕，病因明确，纯属肝郁不舒，血行不畅，故见胁肋乳胀、烦急、少腹痛、食少作呃、脉弦等症。虽未闭经而血脉已受阻，故见月经后期，痛经，经量少色深有块，面部瘀斑等。气为血帅，气滞血瘀，非独不孕，百病皆然，故在治疗上以疏肝解郁行气为主，方用逍遥。药多醋用入肝柔肝，酒用以活血通络，以期"任脉通，太冲脉盛，月事以时下，故有子"。

3.血瘀

血瘀实为病理产物。妇人以血为主，经水乃血所化，血的化生源于脏腑安和，脏腑气血通调则经行正常而孕自成。若气虚内伤外感，或湿毒秽浊之邪内侵，致气血不调，瘀血阻滞而不能摄精成孕。

例4：王某，女性，28岁。

初诊：患者于1996年5月25日来诊。结婚3年余，人流1次。1994年3月患黄疸型肝炎，经期紊乱。现无明显不适，经后血不断，色黑质稠，有味。无腰腹痛，纳可欲饮，二便正常，眠安，舌红，苔薄黄润，脉沉缓。

辨证：血瘀蕴热。

立法：凉血清热，调经化瘀。

处方：			
当归尾 10g	川芎 12g	赤芍 10g	白芍 10g
香附 10g	泽兰 15g	坤草 20g	牛膝 12g
生蒲黄 10g	五灵脂 10g	延胡索 12g	酒黄芩 12g
川连 6g	生地 20g		7剂

二诊：患者于6月15日来诊。药后经血中有小血块及白膜等。苔淡黄厚，脉沉缓。证治同上。

处方：			
归尾 10g	川芎 12g	赤芍 15g	白芍 15g
香附 10g	泽兰 15g	丹参 20g	坤草 25g
酒黄芩 10g	川连 6g	丹皮 12g	茜草 15g
荷叶 6g			7剂

三诊：患者于 7 月 12 日来诊。漏血已止，舌红减，苔淡黄厚，脉沉缓，证治同前。

处方：

当归 10g	白芍 15g	生地 20g	川芎 6g
香附 10g	丹参 20g	酒黄芩 10g	柴胡 12g
川连 6g	丹皮 12g	茜草 15g	荷叶 6g
坤草 15g			

7剂

四诊：患者于 8 月 6 日来诊。月经 7 月 20 日来潮，周身舒适，色正，5 天净，舌苔薄白，脉沉缓。

处方：

当归 12g	白芍 15g	生地 18g	川芎 6g
香附 10g	丹参 20g	酒黄芩 10g	柴胡 12g
川连 6g	丹皮 12g	荷叶 6g	坤草 15g

7剂

回访患者，述已孕。

按：本例不孕在流产之后合并黄疸型肝炎。患者体内血瘀湿热并存，导致经期紊乱，经后血不断，色黑质稠，有味。证候为血瘀湿阻生热，治以凉血活血并用，辅以清热调经。活血以行色黑质稠之瘀热，止血以断淋漓不止之经血，经行色正，如期经至。宗修英先生强调千万不要见血不止即用炭类之品，见血有块就用活血散瘀之药，治病必求其本，查其因，施其药，有"胶红饮"之义。

4. 寒凝

中医谓女子属阴，子宫容易受寒。寒为阴邪，主收引，影响血脉运行，寒凝而致血脉不畅，宫寒难以受孕。

例5：梁某，女性，34岁。

初诊：患者于1996年10月4日来诊。1994年药流后，生气而致闭经，后经服用西药做人工周期而致，末次月经10月2日。现经期21天一至，行3～4天，量少色淡，杂有血丝，腹冷，易倦，经前疲倦，乳胀痛，急躁，饮食可，便调，白带正常，排卵无规律，面部痤疮，汗出正常，舌稍红，苔薄黄，脉沉缓。

辨证：寒郁下焦，迫热上扰。

立法：温经通利。

> **处方：**
>
> | | | | |
> |---|---|---|---|
> | 当归 12g | 赤芍 15g | 白芍 15g | 川芎 12g |
> | 桂枝 10g | 川断 12g | 杜仲 12g | 柴胡 12g |
> | 连翘 20g | 赤小豆 15g | 牛膝 12g | 麻黄 2g |
> | 丹皮 10g | 丹参 25g | 吴茱萸 10g | 延胡索 10g |
>
> **14剂**

二诊：患者于10月25日来诊。服药14剂，身倦好转。经期将至，未见乳胀痛，痤疮无新生，腹冷，腰酸明显，上午重，饮食可，舌苔薄白润，脉沉缓，证治同前。

> **处方：**
>
> | | | | |
> |---|---|---|---|
> | 当归 12g | 赤芍 15g | 白芍 15g | 川芎 10g |
> | 桂枝 10g | 吴茱萸 10g | 川断 15g | 杜仲 12g |
> | 牛膝 12g | 狗脊 15g | 丹参 15g | 坤草 20g |
> | 柴胡 12g | 香附 10g | 炙甘草 6g | 生姜 3片 |
> | 连翘 15g | | | |
>
> **12剂**

回访患者，述已孕。

按：本例不孕因肾气受损，肾精不足，冲任亏虚，命门火衰、胞宫失于温煦，宫寒不能摄精成孕。治以温肾益精活血。因两年前气郁闭经，方中佐用疏肝理气行血之品。温肾散寒治本，疏肝理气治标；温热固肾在下，清解虚火在上。

5. 脾肾两虚

清·叶天士《秘本种子金丹》云："疾病之关于胎孕者，男子则在精，女子则在血，无非不足而然。"指出了后天精血不足导致不孕。其病因病机主要与脾、肾有关。脾虚运化失司，则精微不足而不育；肾气虚弱，温煦无权，则胞宫虚寒，冲任失于温养，不能摄精成孕。

例：张某，女性，27 岁。

初诊：患者于 1978 年 6 月 10 日来诊。结婚 5 年未孕。每月经期后错 10~15 天，量少、色淡，稍见即止。经妇科检查子宫略后倾，男方检查未见异常。现症：面色无华，头晕身疲，饮食减少，腰酸腿软，小腹冷痛，带下清稀，日渐消瘦，平时手足冰冷，动辄汗出，气短心悸，睡中易惊，大便时溏，小便正常，舌淡苔薄白，脉沉细无力。

辨证：脾肾阳虚，气血亏损，冲任失调。

立法：温补脾肾，益气养血。

处方：

黄芪 25g	桂枝 10g	白芍 20g	生姜 5 片
甘草 6g	大枣 10 枚	炒当归 10g	桂圆肉 18g
炒酸枣仁 15g	饴糖（分兑）40g		

10 剂

二诊：患者于 6 月 24 日来诊。药后腹痛减，饮食略增，汗少，余症同前，原方桂枝改肉桂 8g，黄芪改为 35g，20 剂。

三诊：患者于 7 月 20 日来诊。药后月经曾一至，量色有好转，持续 4 天而止。精神较好，面色略现红润，气力倍增，手足已温，小腹不冷，二便正常，睡眠安好，脉沉缓稍细。原方继服 20 剂。

四诊：患者于 8 月 15 日来诊。月经过期未至，舌苔薄白，舌质正常，脉沉缓。现另拟一方，服后如月经仍未至，嘱去妇科检查。

处方：

当归 10g	白芍 12g	熟地 15g	川芎 3g
党参 15g	白术 10g	半夏 6g	茯苓 10g
甘草 6g	陈皮 5g		7 剂

五诊：患者于 8 月 31 日来诊。经妇科检查妊娠反应阳性。嘱停药观察。后足月顺产一男。

按：本例不孕，临床多见，证候以正气亏虚为主。如饮食减少，肢冷汗出，气短头晕，便溏带稀，消瘦无华等，均属脾阳亏损、运化失司、气血虚衰之象。而小腹冷痛、身疲腿软又属肾虚之征。脾肾双虚，心阴受损，故时心悸、眠中易惊。至于舌脉所见，均为气血并衰之象。肾阳不煦，则脾运不健，脾不化生，则肾精失养。当此之际，卵子无以成熟，焉能成孕。在治疗上，根据"虚者补之"、"损者益之"之大法。

临床上，脾肾功能失调有两种情况：一种是辨证为脾虚的病人，表现为面色萎黄，气短懒言，疲劳，纳差，舌胖边有齿印，苔白，脉细无力，这时要先健脾，等脾胃功能恢复正常后再考虑补肾或健脾补肾同施。另一种是在治疗过程中由于药物、饮食、精神、情绪、环境等因素导致的脾胃失调或损伤，这时要根据肾虚和脾虚的轻重缓急来用药。

6.肝肾两虚

乙癸同源，精血互化，若肝脏阴血亏虚势必损及肾精；肝肾不足，精血亏乏，生精无力。

例：齐某，女性，27 岁。

初诊：患者于 1980 年 3 月 2 日来诊。结婚 3 年，一直未孕，妇科检查宫体偏小，爱人检查未见异常。平时月经后期，量少色暗，2～3 日即止，经期腹痛。心情烦急，精神疲惫，久经治疗，从未获效。现症：腰痛如折，腿软无力，精神萎靡，饮食无味，小便清长，大便一般，不耐寒热，性欲低下，每于房事后，即感一身瘫软，1～2 日难以恢复。睡眠不酣，昼则神疲懒言，面色晦暗，精神不振，舌苔薄白，脉沉细略迟。

辨证：肝肾两虚，冲任失调。

立法：滋阴益精，助阳益督，调理冲任。

处方：

当归 15g	白芍 15g	熟地 20g	党参 15g
甘草 8g	淫羊藿 15g	杜仲 10g	菟丝子 12g
川椒 6g	丁香 6g	鹿角霜 12g	陈皮 5g

10 剂

嘱避房事。

二诊：患者于 3 月 15 日来诊。证势同上，自觉精神好转，嘱继服前药 20 剂。

三诊：患者于 4 月 10 日来诊。精神较好，心情开朗，腰际尚酸，下肢有力，行经一次，量色均有转机，食欲日增，但觉口咽发干，尿黄，便秘，睡眠欠安，性欲稍复，舌苔薄淡黄，脉沉细缓。因苦于煎药，要求服丸药，仍按原方加减配丸调理。

处方：

当归 30g	白芍 50g	生熟地各 80g	党参 45g
白术 30g	杜仲 30g	淫羊藿 30g	菟丝子 30g
鹿角霜 25g	丁香 20g	川椒 20g	首乌藤 60g
甘草 25g	砂仁 20g		

2剂

共研细面，炼蜜为丸，每丸重 6g，早晚各服 2 丸，白开水送下。

四诊：患者于 7 月 2 日来诊。服药中 5 月份月经来潮一次，量色均可，6 月份月经尚未至。近来又感身疲懒动，饮食欠佳，并见恶心。妇科检查妊娠反应阳性。嘱停药调养。

按：本例不孕，纯属虚证。据其症状分析，此例是以肾气虚衰为主。本例在气血方刚之年，竟腰痛腿软，精神萎靡，经水量少，性欲低下，是肾气虚衰之象。心情烦急，不耐寒热，脉沉细略迟，为肾之阴阳两虚，故寒热并见。由于肾虚不能养肝，故见烦急，血少，睡眠不酣，房事后精神难以恢复。由于肾虚不能温脾，可见运化失常，饮食无味。总之，由于肾虚累及肝脾，故治疗原则以填补肾精为主，兼顾肝脾。

（李杨帆、李宝金）

医　　话

中医学与医德

中医学有着悠久的历史。它在防病、治病及繁衍方面起到了积极作用，它不仅包括有精湛的学术理论和宝贵的临床实践，还蕴含着丰富的医学伦理思想。古典医籍中有关医学道德修养的论述很多，其中有不少内容至今依然值得我们学习借鉴，以及批判地继承。

可能有人要问，为了建设社会主义精神文明，进行医德教育，学习社会主义医德是必要的。而中医学的产生和发展是在奴隶社会和封建社会时代，它的内容是会带有糟粕的，还有什么可讲呢？

我想应该讲的原因有三：第一是医德的阶级性：医德是属于上层建筑的范畴，它随着经济基础的变化而变化。奴隶社会与封建社会的思想意识，是会反映到医学中来的，例如主张多男子、禁堕胎和解剖等等。但是反过来上层建筑还要帮助基础的形成、巩固和发展。抛开它由社会制度所影响而形成的自私、追求金钱、欺骗等弊端外，自古以来，医学科学是掌握在劳动人民手中的，它和广大群众的切身健康是息息相关的。所以医务工作者在长期的实践斗争中，逐渐形成了一个准则——医德，这个医德是带有人民性的。诸如仁爱救人，以解病痛为己任；不贪财色，廉洁奉公，作风正派；一视同仁，施药济贫；谨慎认真，不畏艰苦；不贪权势，忠于医业；刻苦钻研，对技术精益求精；敬重同道；

公布秘方，术传后代……这些都是可贵的。

第二是医德的继承性：中医医生的医德即属文化遗产的一部分，和其他文化艺术一样，不是改变一种社会制度就把所有的文化艺术统统改掉，而它是有客观标准的。

第三是不能"数典忘祖"：我们身为中华人民共和国的医务工作者，必须了解我们祖先的一些不朽名言和感人事迹。吸取其精华，做到古为今用，进一步搞好社会主义医德。否则会"数典忘祖"，割断历史讲医德，而对医学的医德茫然无知，也是个缺欠。

下面把中医学有关医德的内容分述如下：

1. 最早的医德记载

有人认为，中医学有关医德的最早论述是唐代的孙思邈（518—673）在《备急千金要方》中的"论大医精诚"。实际不然，早在公元前475～公元前221年之间的著作《黄帝内经》中已经有了论述。如《素问·疏五过论》中说："凡未诊病者，必问尝贵后贱，虽不中邪，病从内生，名曰脱营。尝富后贫，名曰失精，五气留连，病有所并。医工诊之……不知病情，此亦治之一过也……粗工治之，亟刺阴阳，身体解散，四肢转筋，死日有期，医不能明……此治之五过也。凡此五者，皆受术不通，人事不明也。"《素问·征四失论》中说："精神不专，志意不理，外内相失，故时疑殆……此治之一失也。受师不卒，亡作杂术，谬言为道，更名自功，妄用砭石，后遗身咎，此治之二失也。"这都指责了医生学习不专，技术不精，精力分散，解情不详，诊查粗略，治疗不当，贻误病机的种种过失。以上是我国有关医德的最早记录，为后代医生提出了告诫。孙思邈的这篇经典著作，堪与希腊希波克拉底的"誓言"相媲美。

2. 有关医生的思想修养

《内经》说："天覆地载，万物悉备，莫贵于人"，"人之情莫不恶死而乐生"。《备急千金要方》说："人命至重，贵于千金，一方济之，德逾于此。"南齐《褚氏遗书》中晋代名医杨泉在《论医》中说："夫医者，非仁爱之士，不可托也；非聪明理达，不可任也；非廉洁淳良，不可信也。"可见自古以来对人类生命的价值看得很重，并对医生的品德也要求很高。我们是身负救死扶伤责任的医务工作者，就必须具备对病人深切同情、高度负责的精神和精湛的医疗技术，才不愧是一个名副其实的医生。

孙思邈在《大医精诚》中说的很明确："凡大医治病，必当安神定志，无欲无求，先发大慈恻隐之心，誓愿普救含灵之苦。若有疾厄来求救者，不得问其贵贱贫富，长幼妍蚩，怨亲善友，华夷愚智，普同一等，皆如至亲之想。亦不得瞻前顾后，自虑吉凶，护惜身命。见彼苦恼，若己有之，深心凄怆，勿避崄巇、昼夜寒暑、饥渴疲劳，一心赴救，无作工夫形迹之心。"还说"其有患疮痍下痢，臭秽不可瞻视，人所恶见者，但发惭愧、凄怜、忧恤之心，不得起一念蒂芥之心"，"如此可为苍生大医，反此则是含灵巨贼"。意思是说做一个真正的医生，就必须平心静气，具备救死扶伤的仁爱之心，绝不能借医务之便谋求私利。如果有来求医的患者，不论他的职业高低，生活贫富，是老人还是小孩，容貌是美还是丑，是自己的亲友还是怨恨的人，是中国人还是外国人，聪明的人还是愚笨人，都要一视同仁，像对待自己亲人一样。在治疗中不能畏首畏尾，怕承担风险；而是应当把别人疾苦当成自己的疾苦。不论白天黑夜，路途艰险，严冬酷暑，也不管自己的饥渴与疲劳，一心去抢救病人，不要考虑个人得失。如果能这样做，才能算是人民的医生，否则就是人民的罪人。

以上要求直到今天仍有积极的现实意义。孙思邈是这样说的，也是这样做的。他辞退了隋、唐皇帝授给他的高官厚禄，在民间邻里，沐雨栉风，不避寒暑地为广大群众服务。他在家中设有病床，为了解救患有恶疾（麻风之类）的60多人，也"莫不一一亲自抚养"，如同亲人一样，人民尊敬他，称他为"药王"。

另外，三国时期的著名外科医生华佗，也是一个不贪权势，忠于人民的医生。他谢绝沛国多次聘请为官，跋山涉水作串医，走遍了苏、鲁、豫、皖等地。他治愈了无数病人，深受人民的热爱和尊敬，后因不愿留在宫廷为曹操治病，终于被害。

还有明末清初的傅青主，也是一个深受人民爱戴和尊敬的正直医生。凡有大官吏去访问他，除非有病请诊才被接受，而且必须依次而进，不得躐等。而对流落寺观生了重病的潦倒旅官，他不顾疲劳，尽心诊视，还出钱为病人配药。

其他如汉代张仲景、明代李时珍，为官的同时也从事医药研究，写出了不朽名著《伤寒论》、《本草纲目》。

还有一些医生在治疗研究上，不以个人的兴趣和私利为转移，而是服从工作需要，从人民利益出发。如战国时期的扁鹊，到处行医，根据不同地区患者的要求和特点钻研技术，先后成为"带下医"、"耳目痹医"、"小儿医"等，并取得了成绩，人民十分尊敬他。清代名医费伯雄说："欲救人而学医则可，欲谋利而学医则不可。我若有疾，望医之相救何如？我之父母妻子有疾，望医之相救者何如？易地以观，则利心自淡矣。"这种提法和我们今天开展"假如我是一个病人"的讨论不是一样吗？

3.有关医生的工作作风

医界前辈在医疗作用上也给后人树下了不少良好榜样。孙思邈曾说过："夫大医之体，欲得澄神内视，望之俨然。宽裕汪汪，不皎不昧。省病诊疾，至意深心。详察形候，纤毫勿失。处判针药，无得参差。虽曰病宜速救，要须临事不惑。唯当审谛覃思，不得于性命之上，率尔自逞俊快，邀射名誉，甚不仁矣。又到病家，纵绮罗满目，勿左右顾眄；丝竹凑耳，无得似有所娱；珍羞迭荐，食如无味；醽醁兼陈，看有若无。所以尔者，夫一人向隅，满堂不乐，而况病人苦楚，不离斯须，而医者安然欢娱，傲然自得，兹乃人神之所共耻，至人之所不为，斯盖医之本意也……夫为医之法，不得多语调笑，谈谑喧哗，道说是非，议论人物……谓天下无双，此医人之膏肓也。"意思是说医生的精神面貌，举止动作，要庄重大方，既不能聪明外露，也不能昏惑呆滞。诊察病人应仔细认真，不得丝毫遗漏。开方或针刺，不得半点疏忽，虽然说抢救要求迅速，但须详细分析，不得因急救而慌了手脚，而在病人生死关头，草率逞能，沽名钓誉。到患者家中治病，要注意言谈举止，因为一家之内有一人不高兴，就会引起全家不乐，何况病人整天忍受着病痛折磨。如医生反而谈笑自若，大吃大嚼，无动于衷，这种作风，是人们共同羞耻的。医生在工作时间不能大声喧哗或和别人打闹逗笑，或议论别人是非长短，炫耀自己高明等等，这些都是医生的致命伤。

以上谆谆告诫，在今天仍有现实意义。如在危重病人面前，甚或病人临终时刻仍然谈笑风生，对病人和家属缺乏同情、怜悯和尊重，这是不符合医德要求的。

早在东汉时期张仲景就曾批评过这种粗枝大叶、不负责任的工作作风。如《伤寒论·序文》中说："观今之医……省疾问病，务在口给，相对斯须，便处汤药；按寸不及尺，握手不及足……动数发息，不满五十……明堂阙庭，尽不见察，所谓窥管而已。夫欲视死别生，实为难矣。"缪仲醇也曾批评一些医生"不患道术不精，而患取金不多。舍其本业，专事旁求"。龚廷贤也批评了一些医生"每于富者用心，贫者忽略"。徐春甫在《古今医统》中列举了庸医"唯修边幅，饰以衣骑，习以口给，谄媚豪门，巧彰虚誉，摇摇自满，适以骇俗"，"凡有治疗率尔狂诞……则曰尽命"。以上斥责了一些庸医的恶劣作风，检查潦草，治疗草率，把病人分为三六九等，对待各有不同，在医疗技术上不求上进，专门在衣着上、谈话上、金钱上、倚靠豪门上、弄虚作假上下工夫。偶然治愈一例病人，便借机索取财物，沾沾自喜。如治疗致死，便说命该如此，以推卸责任。以上这些恶劣作风，不仅古代有，在今天也还是不同程度地存在着。

下面再举一些作风优良的医生事迹供学习参考。汉代董奉"居山不种田，日为人治病，亦不取钱。重病愈者，使栽杏五株，轻者一株，如此数年计数十万余株，郁然成林"。他不仅是培养了郁郁葱葱的杏林，更是治愈了数以万计的患者，树立了优良的医德风尚。还有金元时期的朱丹溪，原本举子而致力于医，诊务很忙，"四方以疾迎候者无虚日，先生无不即往，虽雨雪载途，亦不为止。仆夫告痛，先生谕之曰：'病者度刻如岁，而欲自逸耶？'数人求药无不与，不求其偿。其困厄无告者，不待其招，注药往起之，虽百里之远弗惮也。"类似事例还有许多，不再多举。这些前辈舍己救人，不畏艰苦，不贪财色，廉洁奉公，施药济贫的高尚医德，都是我们学习的典范。而那些缺德少才的庸医，也足以引为反面教材。

4. 对技术精益求精

在医德教育中，中医学强调医务人员只有刻苦学习，努力钻研技术，才能成为真正的医生。《大医精诚》中说："夫经方之难精，由来尚矣……故医方卜筮，艺能之难精者也，即非神授，何以得其幽微？……故学者必须博极医源，精勤不倦，不得道听途说，而言医道已了，深自误哉！"说明医学不是容易学精的，绝不是什么神仙赐给的，而是自己勤奋学习的结果，切不可道听途说，就认为自己已经精通了，这是自欺欺人的行为。还说："凡欲为大医，必须谙《素问》、《甲乙》、《黄帝针经》、明堂流注，十二经脉……"否则势必"如无目夜游，动致颠殒。"他反复强调要做个高明医生，必须熟悉各种医学名著，否则没有理论指导，就如同盲人夜游，每一个动作都容易犯错。

明代陈实功在《外科正宗·医家十要》中说："勤读先古明医确论之书，须旦夕手不释卷，一一参明融化机变，印之在心，慧之于目，凡临症时自无差谬矣。"指出医生不但要孜孜不倦地学习，还需要心领神会，消化吸收，能灵活机动地用于临床，才不至于发生错误。反之，"医术仁术，学之不精反为夭折"（《古今医统》）。正如俗语中所说"庸医杀人不用刀"。另外，对于医生的阅读，提出必须博览才能兼容并蓄、学识渊博，更好地为病人服务。如张仲景提出要"勤求古训，博采众方"。陈实功说："古今前贤书籍及近世名公新刊医书，必寻究参阅以进学问。"他强调不但要学习古典医著，还要参考当代的经验理论。

下面举几个勤奋学习的例子：如李时珍，不仅为人治病的精神值得学习，他那勤学好问、不畏艰苦的学习精神也是我们的榜样。他为了研究医药，参阅了八百多种书籍，访问了多处名医宿儒，求教了无数的草医和药农，搜集了大量民间验方，远涉深山旷野，观察收集了大量药物标本，经过三十多年的努力，终于写成了世界闻名的巨著《本草纲目》。清代叶天士，三世业医，青年时期早已闻名乡里。但他从不满足现状，闻有医术专长者，便趋往求教。他曾拜师17人，汇集名家之长，终于成了温病学家。元代朱震亨，他三十多岁才学医。他遍走江苏、浙江、安徽各地访求名师，终于创立了养阴派，成为金元四大家之一。可见医务工作者能为群众解除病痛，和在医学上有所成就，除了必须勤奋好学，刻苦钻研，掌握精湛的技术外，不会另有任何捷径可循。

5. 有关医生与周围关系的论述

医生与病人的关系和应持有的态度等，前面已经说过。再补充一点医生对待女病人的态度。陈实功在《外科正宗·医家五戒十要》中说："凡视妇人及孀尼僧人等，必候侍者在旁，然后入房诊视，倘旁无伴，不可自看。假有不便之患，更宜真诚窥睹，虽对内人不可读。"这种避嫌和保密的医德要求，在17世纪和今天没有什么区别。他还告诫医生要坚守岗位，以便患者就诊。对于发药也要注意严格检查，免生差错。他这种严格要求自己、对病人认真负责的精神，是我们今天需要发扬的。

此外，他对官府看病也有一定要求。他说："凡奉官衙所请……告明病源，开具方药。病愈之后，不得图求匾礼，亦不得言说民情。"说明官家请医，除认真治疗外，一定注意不要有所他求。在十年动乱中，曾发生一些不正常的关系，如医生借医疗之便，和一些人相互为用，搞出许多不正之风。这种有损于医德的行为，至今没有肃清。

在同道之间，"文人相轻，自古而然"。可见知识分子中互不团结，甚至相互诽谤的风气由来已久，医务界也不例外。陈氏特别提出："凡乡井同道之士，不可生轻侮傲慢之心，切要谦和谨慎，年尊者恭敬之，有学者师事之，骄傲者逊让之，不及者荐援之，如此自无谤怨，信和为贵也。"这种严于律己、宽以待人、虚怀若谷、谦虚谨慎之风形成后，医生、医护之间的关系自然协调，有利于互帮互学、共同提高。

另外，有些医家非常重视技术交流，反对自私保守。所以著书立说，阐明心得，总结经验教训以流传后世，使中医学术得以不断发展和提高。明代李梃在《医学入门》中说："屡用屡验，而心有所得，不纂集以补报天地，公于人人者，亦欺也。欺则良知日以蔽塞，而医道终失；不欺则良知日益发扬，而医道愈昌。"这说明偶有一得之见而不愿公之于众，或只谈众所周知而不谈个人诀窍，只相信"教会徒弟，饿死师傅"，或只传儿媳不传女儿之人，终会把宝贵经验埋进黄土。自私保守之辈，绝非真正的医生。

6. 有关医学心理的论述

医学心理学是一门较为新的学科，现代的心身医学研究证明，病人的心理状态对病情的变化影响很大，因此医学心理学也逐渐受到人们的重视。而我国中医学早在公元前就提出了七情（喜、怒、忧、思、悲、恐、惊）致病的内因学说。它认为七情不仅可以引起多种疾病的发生，而且还对疾病的发展有重要影响，它可以促进病情好转或恶化。而七情的变化是很复杂的，它一方面取决于外界刺激性质和强度，另一方面还取决于人体本身。人的体质有强弱区别，思想、处境、遭遇等也各有不同。同一刺激可以对不同的人产生不同的情态变化，所以中医不论在检查、治疗中，都非常重视患者的心理变化，以此作为自己辨证论治的依据之一。

在开篇时曾引《素问·疏五过论》中谈到"尝贵后贱……尝富后贫……凡此五者，皆受术不通，人事不明也"。就是指出医生不了解病人由于身份、地位、经济状况改变后的心理状态，就会造成医生对疾病原因不明。在《灵枢·师传》篇曾记录了如何对一些特殊心理状态的人进行观察，如何掌握病人的思想规律，再进行耐心劝告、关怀说服，从而得到有效治疗。"临病人问所便……且夫王公大人……轻人而无能禁之，禁之则逆其志，顺之则加其病，便之奈何？治之何先？"岐伯曰："人之情，莫不恶死而乐生，告之以其败，语之以其善，导之以其所便，开之以其所苦，虽有无道之人，恶有不听者乎？"可见心理治疗在我国是早被重视的。

医籍里有关这方面的记录很多，明代李中梓《医宗必读》中的"不失人情论"又有所发挥。他要求医生要了解"三情"，即"病人之情"、"傍人之情"和"医人之情"。他在论"病人之情"中谈到了形形色色的患者。在"傍人之情"中详细的揭出了医生中便佞之流、阿谀之流、欺诈之流和谗妒之流的种种伎俩。还批评了不肯负责的医生，"或延医众多，互为观望；或利害攸系，彼此避嫌。唯求免怨，诚然得矣；坐失机宜，谁之咎乎？……虽然，必期不失，未免迁就。但迁就既碍于病情，不迁就又碍于人情，有必不可迁就之病情，而复有不得不迁就之人情。"这种不敢对病情负责，又怕得罪其他人，又担心有碍病情的矛盾心理，一针见血地揭示出来。人情与病情，似乎不好统一，但李氏言外之意还是要求医生要善于处理好这三种人之情，真正解决病情，做到恰如其分地"不失人情"。这是一篇从心理角度来探讨医生与病人伦理关系的精辟论述，值得医务人员从中吸取经验和教训。许多医院的优秀医护人员的感人事迹，就有很多例子是了解到病人心情，从而缓解了病情的。这些心理治疗，更需要医务人员对患者进行耐心的了解，还要做到关心、体贴、说明、劝告等，才能取得成效，这也正是医德的重要组成部分。

中医学对医德的论述很多，本次介绍的内容，都是我国从先秦到清代的一些记载。由于社会制度不同，其中内容未必完全符合今天的要求。正当我们建设社会主义精神文明和物质文明之际，对我国文化遗产，如能本着取其精华、弃其糟粕的原则，发扬我国中华民族优良的医德传统，就一定能把它发展到一个新阶段。

精神作用在医疗中的重要性

在人们生活中，当人高兴的时候，容光焕发，面带喜色，目光炯炯，行路轻快，动作麻利。当人灰心丧气的时候，面色阴沉，目光呆滞，行动迟慢。医务工作者在临床中也经常可以看到有些病人怀疑自己患了不治之症，或听信了某些错误诊断之后，来到大夫面前，表现得忧心忡忡，语音无力，甚至声泪俱下，乞求挽救生命。然而当大夫详细检查分析，推翻了原来的诊断时，患者的面色顿时和缓，如同犯人被宣告免于处分的喜悦心情一样。看起来，精神作用对于一个健康人或病人有性质不同的巨大影响和作用。

中医工作者对于这一方面历来是非常重视的。如最古老的中医经典著作《素问·举痛论》告诉我们："怒则气上，喜则气缓，悲则气消，恐则气下……惊则气乱……思则气结。"还有"怒伤肝"，"喜伤心"，"悲伤肺"，"惊恐伤肾"，"忧思伤脾"。这一段原文说明情志的变化对人的精神面貌和脏器的影响是有直接关系的，在同段文字中还进一步说明情志的改变可以致病。它说："怒则气逆，甚则呕血及飧泄……喜则气和志达，荣卫通利……悲则心系急，肺布叶举，而上焦不通……恐则精却，却则上焦闭，闭则气还，还则下焦胀……惊则心无所倚，神无所归，虑无所定……思则心有所存，神有所归，正气留而不行。"

中医工作者，就是遵循了前辈的教导，不论是在治疗方法上，还是对待病人的态度上，乃至解释病情上，都十分注意精神作用对疾病的影响（包括好、坏影响），从而形成了中医的良好医德。

我们不论从报纸、广播等宣传材料中，经常可以看到有两种截然不同的报道。例如，有的病人在病魔缠身、走投无路的时候，如遇到一位医生能给以热情的接待，详细检查，精心治疗，恰当解释，妥善安排，就会使病人感到亲切放心，解除顾虑，精神愉快，对自己的病痛充满了良好的希望。这样的病人往往是会收到较好疗效的。

反之，另一种医生对待病人淡漠无情，说话简单，态度生硬，询问病史如同审案，当病人提出问题时，不是回答过于简单，就是说"我跟你说了你也不懂"等生硬的回答，这样往往会惹得病人不高兴，甚至生气、吵架，不但没治好病，反而惹了一肚子气。这样对病情又会怎样呢？大家是很清楚的。甚至我们还看到有的大夫，当着病人的面，谈一些预后不良，没有治疗方法或没有特效药等话题，使病人对自己的病证感到渺茫无望，这样的精神作用对于病人来说是可想而知的。

从多年的临床实践中体会到，医生与病人之间是通过医治过程，逐步加深相互了解与信任的。例如治疗一位肺脓疡、支气管扩张的病人，其人反复高烧吐血，骨瘦如柴，脾气暴躁，时常对其妻女横加指责怒骂。每次暴怒之后，病情随之加剧。根据这些情况，除了给予精心治疗、多方解释劝慰以解除其疑虑外，还要善意加以批评，指出他对妻女的态度不对，阐明发脾气的不良后果。面对这样详尽的解释和善意的批评，病人不但没抱怨，反而心悦诚服地听从了意见，病情也得到了改善。

另外，有一通讯治疗不孕的患者，由于结婚数年未孕，丈夫有些焦躁，有时语多讽刺，加之公婆也时常叨唠，周围同志有的说长道短，致使该患者痛苦万分，甚至产生了轻生的念头。她给我写信的时候，字字行行都充满了痛苦，眼泪都湿了信纸，对治疗不抱有希望。自从看到了报纸宣传了我的通讯医疗消息，她才来信提出了能否进行通讯治疗。面对这种精神痛苦的病人，一方面要从医学理论上介绍不孕的道理，另一方面要从中医理论强调精神因素在防病治病中的积极作用给予解释，并给她开了处方，告诉她注意事项。另外还对其爱人和公婆进行了婉转说教工作。过了些天，她给我复信时说：这封信已使她公婆转变了态度，一年多来第一次看到了爱人的笑脸。她的精神压力减轻了，治愈疾病的信心和决心增强了。

另外，有许多边远地区的患者，医疗条件很差，自己的病又长期没得到解决，限于条件，难以到外地就医，这给病人带来极大痛苦。当患者寄来了求医信件，如能给以热情回答，提供一些治疗方法，这些病人往往会喜出望外，全家人都非常感激首都的医生对远方病人的关怀。这样病人就会愉快地接受治疗，也往往能取得好的效果。但是从来信中也了解到，病人也曾向某些知名医生发出多封求医信件，往往是石沉大海，或简单回答和谢绝，使病人产生了悲观失望的情绪，感觉求救无门，大医院对他不屑一顾，甚至使病人气忿并产生谩骂，久之便会加重病情。

总之，医生应以自己的真挚感情、认真负责的态度赢得病人的信任和尊敬，从而安心治疗，主动配合，并且告诉病人在休养与治疗中应具有良好的心情与坚实的信念，从而增强病人战胜疾病的决心。这些无非是利用精神作用，来潜移默化地帮助治疗疾病。

《内经》告诉我们不但要注意避免"虚邪贼风"的外来侵袭，还启迪我们更要注意以"精神内守"进行精神调控，这在防治过程中有不可磨灭的作用。

中药对人体有副作用吗

经常听到人讲"西药是化学制剂，有副作用，不能随便服用，中药是天然生成的草木金石，没有副作用"。这种说法是不够全面的。因为西药除属化学制剂之外，绝大多数是单方，服用后容易产生较为明显的这样或那样的副作用。而中药则绝大多数是复方，其中包括主辅佐使关系，可以发挥协同作用和拮抗作用，所以服后不良反应较少。另外，药物各有不同的性质（如寒、热、温、凉）和味道（如酸、苦、甘、辛、咸）。治疗疾病正是利用它的各自性味以矫正身体不同性质的疾病，用之不当，还是有不良反应的。这种不良反应还不包括传统的"十八反"、"十九畏"。

补益药类：有补气、补血、补阴、补阳四种。再结合人体脏腑，更可分成补心血、心阴、心气、心阳、补肺气等若干种，如果服用不当，非但无益，反而有害。有人说："我是虚不受补。"正是说明了服了补药后不适应所出现的不良反应。医笈记载中曾有人为了恣纵淫欲，服用全鹿丸以固精益气，滋补强阳。哪知频频服用，致使真阴越亏，虚阳上扰，导致鼻衄而亡。补益药中的滋阴药类，性味多属甘寒、甘平、咸寒，如何首乌、玄参、熟地、桂圆肉等，服用日久，易生滋腻，可以出现胸脘痞闷、食欲不振、不欲饮水等症状。本类药物还有滋润的作用，如当归、阿胶等本属滋养阴血的良药，但对大便不实，或易便溏的人，服后易致便稀，甚至腹泻。

泻下药类：大便燥结，或便秘难下，都知道使用泻下药物，如大黄、芒硝、番泻叶等。殊不知患便秘的原因不同、体制各异，有因泻下而得救者，有因泻下而加重病情者，也有因便下气脱而死亡者。

祛风湿药类：本类药物具有祛风除湿、蠲痹止痛之功用，如防风、羌活、桂枝、细辛等。但这类药物，大多属味辛苦、性温燥。久服本药，关节疼痛虽能减轻或消失，但有部分患者会出现口干舌燥，舌光少苔，甚至碎裂，影响食欲等伤阴现象。

毒剧药类：中药里本类药不少，使用后容易引起明显反应，甚至引起严重恶果。如芫花、甘遂易致呕吐，巴豆可以暴泄脱水，马钱子服后引起痉挛、呼吸困难。朱砂本可安神定惊，过量服用可令人神志痴呆。

此外，还有常用的虫药类，如蝉蜕、蛇蜕等，有人服后皮肤会出现过敏反应。

以上仅举数例，聊以说明中药还是有不良反应的。但也有人说："上述种种，如能精确辨别证候，严紧地选方、用药，注意配伍关系，有一些不良反应是可以避免的。"确实，正确地辨证处方，掌握药物的药性及使用时间，是可以做到避免中药不良反应出现的。

老年人暑期防病须知

暑期气候炎热，多雨，气温多变。而老年人正气不足，抗病力弱，稍一不慎，便会生病，所以老年人暑期防病尤其重要。

安心定志：天气炎热，心情易于烦躁，躁则易汗，心神不安。如能保持情绪稳定，则"心静自然凉"。

起居有时：夏季昼长夜短，需早睡早起，午间也需睡眠 1～2 小时。需要避免晚间闷热而不睡，或晨间贪眠而懒起。

坚持锻炼：生命在于运动。古谚语："流水不腐，户枢不蠹。"说明运动锻炼很重要，对老年人尤为重要。根据各人的体力和爱好，可选气功、太极拳、太极剑、八卦掌、游泳、广播操、散步、跑步等项目，并循序渐进，持之以恒，才能受益。

适应气候变化：《内经》说："法于阴阳，合于术数。"这说明要想身体健康，必须掌握自然界的变化规律，并需要采取一定的防护措施，才能够"春秋皆度百岁，而动作不衰"。人到老年，适应气温变化的能力较差，更需注意及此。如天热着衣单薄，若遇暴风骤雨应随时添加衣服，夜卧宜闭窗，或着睡衣，或覆盖薄被。

适当使用家用电器：电扇不可久扇或直吹，卧后不宜再扇。患有肢体酸痛、关节炎、老年性关节病者更应注意。看电视的时间不宜过长（尤其是彩电），中间应有休息或闭目养神的时间，以免损伤视力及脑力。

调节饮食：暑期蔬菜瓜果较多，应选新鲜者，莫吃腐烂变质食物，以免伤及胃肠，甚或中毒。肉、蛋不可久放（包括存贮电冰箱内者），少吃荤腥，少饮或不饮白酒。饮啤酒也要适量。适当控制冰冷饮食，因为年老胃弱，过食生冷，则胃肠受损，出现食欲不振，脘腹胀满，大便稀溏，四肢乏力。

中医学认为：暑是夏季火热之气所化，夏季又值多雨，空气中湿度较大，故有"暑必夹湿"之说。人们感受暑湿之气，则多出现胸部闷满、身体倦怠、头目不爽、大便偏溏等症状，所以夏季吃些清暑利湿的食物及饮料，对身体是有益的。

绿豆汤：绿豆性味甘凉，具有清热、消暑、利尿、解毒的作用。加水煮烂，作冷饮。

荷叶粥：荷叶性味苦平。功能清暑利湿，升阳止血。先将大米煮成稀粥，再放入鲜荷叶（整片或碎片均可），加盖焖15分钟，取出荷叶调匀，粥呈淡绿色，稍加蔗糖服用。

西瓜：性味甘寒。功能清热解暑，生津止渴，利尿。生吃或取汁饮，有"天然白虎汤"之称。

冬瓜：性味甘淡微寒。具有清热消暑，利尿解毒之功能。可作羹汤食用，或捣鲜冬瓜取汁饮，可治疗暑热津伤之证。

几种常见病的简易疗法

感冒

本病四季都可发生，主要症状是发冷发烧，鼻子堵流清鼻涕，全身酸懒，头晕头疼，或兼有咳嗽等。如怕冷较重，也没有汗，可用葱白 5 根，淡豆豉 10g，生姜 4 片，加水两碗，煎成一碗，一次服下，取微汗。如发热较重，恶寒轻的，可用薄荷 6～9g，芦根 15～25g，桑叶 10g，加水两碗半，用旺火煎成一碗半，分两次服下。

细菌性痢疾

本病多见于夏秋季节，主要症状是肚疼，拉稀，泄下红色或白色，或红白都有的脓血便，还感觉有下坠感，日便几次，或几十次，同时常可发烧、恶心、食欲不振等。可任选下列一方：①白头翁 15g；②三颗针 30g；③马齿苋 60g；④杨树花 30g；⑤椿根皮（去粗皮用白皮）15g；⑥龙葵 60～90g；⑦辣蓼 15～20g。加水两碗，煎成一碗，日服 2 次，连服 3 天。

预防痢疾、肠炎的发生，可在夏秋季经常吃生大蒜，或用马齿苋做菜或作馅吃。

急性关节扭伤

劳动中发现关节扭伤或软组织挫伤（骨折者除外），局部疼痛、肿胀，活动困难，可用榕树叶（或丝瓜藤）、蓖麻叶各60g，生姜2~3片，捣烂，加酒精（或白酒）少许，敷患处，每天更换一次。或用赤包子10个，焙干研细面，每天服1~2个，黄酒送下。

手足皲裂

本病多发生于冬季，手指、手掌、脚趾、脚跟皮肤粗糙、干裂，震动或用力就流血，影响劳动。可用药物：①白及面加少量石膏粉（不加也可），用水或植物油调成稠糊外敷；②桃胶或杏胶（树枝干流出的胶脂）用火稍烘焙，研细粉，用温水调溶成稠糊状，敷患处，用手压按，等附着牢固后再离手；③甘草60g，浸入75%酒精200ml内，密闭两天后，滤去甘草，加入甘油100ml，混匀外涂，每日3~5次。

冻疮

冻疮是冬季常见病之一，易生于寒冷地区，多发现于手脚或头面部，局部呈红紫色，轻则肿胀痒痛，重则溃破成疮，影响工作。治法颇多，可用药物：①茄子秧、辣椒秧（或辣椒）煮水趁热浸泡患处；②热豆腐（凉豆腐加热后亦可）趁热切片外贴患处，冷则更换，日换2~3次，数日可愈；③白及面加水或猪油（炼后）调涂。

稻田性皮炎

本病发生于春夏拔秧、插秧、耕耘时期。症状是下水后不久即觉手、腿、脚浸入水的部分发痒，几小时后就出现米粒大小不等的浅红色斑疹、刺痒，有的变成丘疹，有的在丘疹周围起红晕或出水泡，抓了易溃烂，有的变成脓泡，兼有低烧。可用鲜马鞭草洗净，用火烤蔫，在患处揉搓；或用鲜鱼腥草（侧耳草、臭草），或韭菜叶洗净揉烂，搓搓患处。预防稻田性皮炎的发生，可用生明矾、茶叶、甘草各60g，加水4~5斤，浸泡一夜，或煮2小时，在下水前，收工后各涂抹一次。或用鲜辣蓼10斤，鲜槿树叶5斤，鲜桉叶5斤，烟秆适量，加水25斤，煎成15斤，去渣取叶，在下水前后，各涂抹一次。

麦芒性皮炎

本病发生在麦收季节，皮肤色红稍肿，刺痒、心烦，多出现在肢体暴露的部分，甚则全身刺痒难忍。可用楮桃叶（谷树叶、麻果树叶）250g煎汤外洗。或用豌豆秸250g，大麦毛（扬麦时下风最远处的草絮，抓之不扎手，煎时用布包好）90～150g，用半面盆水煎煮呈红黄色，去渣，浸洗患处。

蝎、蜂螫伤

可用食用碱，溶成浓液，外涂，或用氨水外涂；或用谷树（构树）浆外涂。取谷树浆法：用小刀划开树皮，白浆即流出。

治疗中耳炎验方

配方：用鲜猪胆1枚，枯矾15g，冰片1g，将两药装入胆内扎口，放阴凉处风干后，剥去外皮，将药轧成细面，贮瓶备用。本药具有清热去湿、消炎止痛作用，成人小儿均可使用。

用法：先将耳道用盐水或双氧水清洁后，再把药面撒上少许，每日换药一次。

小儿痱毒

本病多发于夏秋季的小儿头部。初起生痱子刺痒，随后发生红肿、脓泡，溃破流脓水，烦急哭闹，此起彼伏，多日不愈。可用鲜败酱草、鲜蒲公英各30g，洗净煎水外洗。洗后再用鲜马齿苋、鲜蒲公英各60g，洗净捣烂外敷，每日换药2～3次。严重的可同时服犀角化毒丹，或五福化毒丹，每服半丸或一丸，日2次。

小儿麻疹

本病四季均可发生，以冬、春季为最多。症状是发烧，怕冷，眼红，腮赤，流清涕、眼泪，咳嗽，喷嚏，口角内侧有小米粒状白点，耳根、脊背有红疹点，2～3天后可遍及全身。

预防麻疹发生，可任选下列一方：①贯众9～15g，煎水代茶；②鲜白菜根、绿豆各 30g，水煎服，连服 3 天；③紫草 9g，煎水，加适量白糖，分 2 次服，隔日 1 剂，连服 3 天。如疹点已发现，可服薄荷 3g，牛蒡子 6g，鲜芦根 25g，连翘（或紫花地丁）9g，桔梗 6g，甘草 2g，煎水，可多次服下，或用柽柳（红柳、西河柳）、芫荽（香菜）煎水熏洗（须严防感冒）。

小儿腮腺炎

小儿腮腺炎，又名痄腮。本病多见于小儿的一侧或两侧腮部肿胀，局部皮肤发红、发热、疼痛，甚至全身发烧。可用鲜车前草 30 ～ 60g（干草用 15 ～ 30g），加水 300ml，煎成 100mg，共煎两次，作 2 次服，服前可加入白酒 2 ～ 5ml。外用仙人掌去掉皮和刺，捣烂敷患处，或用醋磨香墨，加入少量冰片更好，涂患处，每日换两次。

小儿慢性腹泻

小儿拉稀（痢疾或有肠道感染者除外），每天多次，不爱吃饭，肚胀、消瘦，可用地锦（雀儿卧蛋草、血见愁）250g，或鲜葎草（拉拉秧）250g，切碎，用水 8 斤，煎成 6 斤，去渣，晾温后浸泡双脚，兼洗小腿，每天浸一次。或用捏积法。操作方法：叫小儿爬在床上，露出脊背，术者站在患儿侧面，用双手食指尖相对，贴放在小儿尾骨处，沿脊椎向上推，再用双拇指交替向下搓捻皮肤，随捻随向上推，直到脖根为止，连续捏 3 遍。在捏第 2 遍时，可在腰背处将皮肤随捏随提起数下。每天一次，可连续捏积 1 ～ 2 周。

应用白头翁之点滴体会

白头翁一药系毛茛科植物白头翁的根部，汉代张仲景的白头翁汤，用它治疗热痢，早被历代医家所沿用。至今仍被广泛地使用着，但从《神农本草经》的记载中，谓其主治"温疟狂扬，寒热，癥瘕积聚，瘿气，逐血止痛，疗金疮"，并无治痢作用，至梁代陶弘景《名医别录》才称其"治鼻衄，止毒痢"，在它的性味和归经方面历代也有不同发挥。如《本经》谓其苦温、有毒，以后多数著作谓其苦寒、无毒；在归经上有心肾肝胆、手足阳明之不同。现代药理研究发现它能抗阿米巴原虫，并对金黄色葡萄球菌和绿脓杆菌有抑菌作用。可见本药自《神农本草经》以来，通过历代诸贤的临床实践，对它的性味功能不断进行补充和修改。在临证中，也曾采用白头翁为主药或辅药、佐药治疗包括痢疾的一些疾病，取得较好疗效。今介绍如下：

1. 治痢

例：刘某，男，41岁。

患者于1981年10月就诊。因腹痛便稀，恶寒，恶心，连泻3次，肛门有下坠感。自服土霉素，傍晚体温38.5℃，腹疼较剧，恶寒轻，身热头痛，身疲，一夜大便十余次。便前腹剧痛，便后稍减，便下赤白脓冻，后重明显，时有恶心，不思饮食，头部微汗，脉象浮滑数大，舌苔黄厚腻，体温 39.2℃，腹痛不喜按。

辨证：湿热内蕴，结于胃肠，发为痢疾。

立法：清热利湿，参以清疏。

处方：

葛根 15g	黄芩 12g	尾连 10g	白头翁 16g
秦皮 10g	熟军 6g	栀子 9g	竹茹 9g
白芍 15g	甘草 6g		

2 剂

作一日服。

二诊：体温 37.4℃，已不恶寒，腹痛轻，大便日行 2~3 次，微有下坠，便少，便下有少量黏液，微赤有沫。已不恶心，稍进饮食，腹微胀，身疲腿软。脉象滑略数，舌苔薄黄稍减。再依前法加减。

处方：

葛根 12g	黄芩 9g	白头翁 15g	尾连 9g
木香 3g	神曲 10g	荷叶 10g	白芍 15g
甘草 6g			

2 剂

2 剂药后痢止，痛坠均除。

按：白头翁性味苦寒，苦味能燥能降，寒性能清。痢疾一证，原系湿热结于大肠之候。本品归经能入胃肠，故清利大肠而止痢。白头翁在治痢例证中起到主药作用。

2. 息风

例 1：王某，男，47 岁。

患者素虚，于 1975 年患肝炎延绵至今，肝功仍异常，稍劳肝区即胀痛。纳少、嗜茶，食后脘胀，身倦乏力，头晕目花，咳嗽气缓，痰多黄黏，周身畏冷，手足心热，睡眠不实。大便或燥或溏，小便黄短。阳痿多年，平素嗜烟，双手颤动，端碗洒水，持筷落物，写字迂曲。脉沉弦细数，舌淡红苔黄厚腻。身小体瘦，面色晦黄。

辨证：肝肾阴虚，筋脉失养，脾气不充，湿热内蕴。

立法：滋阴养血，清化湿热，兼以息风。

处方：

当归 12g	白芍 15g	二地各 18g	川楝子 10g
何首乌 15g	藿梗 10g	佩兰叶 10g	半夏 12g
陈皮 6g	白头翁 20g	酒黄芩 9g	

上方加减连服四十余剂，诸症悉减，手足不颤。

例 2：马某，男，51 岁。

平素体健，6 年前患心律不齐，胸闷微痛，心电图正常。1 个月前因爱人暴亡，悲伤欲绝。遂患失眠纳呆，身疲腿软，双手颤抖，不能自控已月余，服镇静药无效，因来求医。面色晦黄消瘦，两目无神，双手颤抖，舌红苔黄厚，大便少，尿黄，脉弦稍数。

辨证：肝郁化火，乘胃扰心，热灼风动。

立法：解郁柔肝，和胃宁心，清热息风。

处方：

当归 12g	白芍 15g	醋柴胡 10g	酒黄芩 9g
郁金 10g	尾连 9g	麦冬 10g	五味子 9g
白头翁 20g	焦三仙各 10g	何首乌 15g	柏子仁 10g

5 剂

二诊：纳食已甘，手颤减少，尚感身疲腿软，睡眠多梦早醒，二便正常。原方加减连服 7 剂，手颤消失，睡眠尚未完全恢复。

按："诸风掉眩皆属于肝"，肝本血脏，体阴而用阳。当肝血充足，肝得疏泄，则风木条达。一旦肝阴受损，肝失所养，则筋脉拘急，而见风象。如例 1 乃湿热久羁，伤及肝肾之阴，筋脉失养之风证。用滋补肝肾以扶正，清化湿热以祛邪，再佐白头翁以息风。白头翁为养阴清热治本基础上的标药，故收到息风之疗效。例 2 本属肝郁化火，灼伤筋膜而致之风证，故治以柔肝清热之法，再佐以白头翁，也同样取得较好之疗效。如前所述，白头翁入肝经能调节血量，既可减少动血之机，又能够制风木之摇曳。汪昂谓其"有风反静，无风则摇"，正是指其有制风之作用。此二例病因不同，而肝经受损则一，故加在不同治则中，均能发挥一定作用。

3. 祛坠

例 1：赵某，女，35 岁。

患者头昏脑胀，健忘多寐，身倦乏力，不思饮食，食后脘胀，下肢酸沉，手足易凉，腰酸腹冷，腹部坠胀。月经色淡量少，经期前后无定，带下清稀。大便时燥时溏，尿少色黄。已四年余，时轻时重，曾服六君子丸、千金止带丸等，症势略减，但腹部冷胀坠感迄未见效，来院诊治。形体较胖，面色㿠白，下肢按之凹陷。舌体胖大，边有齿痕，舌苔薄白而滑，脉象沉缓稍迟。

辨证：脾肾两虚，饮邪内停。

立法：健脾温肾，理气逐饮。

处方：

茯苓 15g	苍白术各 15g	半夏 12g	陈皮 6g
川断 12g	炮姜 8g	桂枝 9g	白头翁 16g
乌药 10g	党参 15g	甘草 6g	

5 剂

二诊：药后腹胀坠、便稀均减，白带量少，但手足、腹部仍喜暖恶冷，食少不多饮。脉沉缓略迟，舌苔白滑，边有齿痕。前方加减。

处方：

茯苓 15g	党参 15g	苍白术各 15g	干姜 9g
吴茱萸 9g	半夏曲 12g	厚朴 10g	乌药 10g
木香 5g	白头翁 12g	甘草 6g	大枣 6个

7 剂

三诊：腹胀腹坠基本消失，手足有温热感，下肢肿轻，食量增加，稍能饮水，大便先干后溏，尿量增，脉沉缓，舌胖减，苔薄白，齿痕已无。原方加减，连服 10 剂，诸证均消。患者说腹部舒适，是几年以来所没有的。

例 2：王某，男，67 岁。

20 年来腹时作泄，多因误食生冷，或感受寒湿而诱发。发作则腹胀隐痛，喜暖喜按，服理中、厚朴温中之属有效。平时体健。近 2 年便下溏薄，日 1～2 行，时轻时重，平时腹坠胀，纳少，不喜饮水。百般治疗，腹泻腹胀可见缓解，独腹坠不除，来院求治。体瘦面黄浮，脉象沉缓，舌质淡胖，苔白润。

辨证：脾阳素虚，寒湿内蕴。

立法：健脾化湿，温中散寒。

处方：

炒白术 20g   茯苓 20g   党参 25g   干姜 12g

炙甘草 8g   补骨脂 10g   白头翁 12g   木香 4g

草豆蔻 9g

5 剂

药后便稀、腹胀均减，腹坠明显减少。原方再服 7 剂，大便日一行，质软渐成形，腹坠基本消失。令其隔日再服原方 1 剂，共服 7 剂。前证均已消失。

例 3：刘某，男，47 岁。

1975 年夏曾患急性前列腺炎，经治已愈，1976 年复发，以后每于劳累后易发作。近半月因远行归来，又感尿频不尽，肛门、阴茎坠胀不适，食欲一般，不欲多饮，下肢无力，大便不畅，尿色黄浊，脉沉缓，舌苔薄白根厚腻。

辨证：脾肾不足，湿浊下注。

立法：健脾益肾，兼以清利。

处方：

萆薢 15g   茯苓 15g   薏苡仁 12g   牛膝 10g

苍术 12g   盐炒黄柏 9g   白头翁 12g   益智仁 10g

萹蓄 15g

7 剂

药后尿已通畅，坠胀全无。

按：《伤寒论》曰 "热利下重者，白头翁汤主之"，盖白头翁性味苦寒，寒可清热，苦能燥湿泻火，为治湿热痢疾有效之验方，已为大家所习用，兹不赘述。但需述及者，湿性重浊，易阻气机，今湿热蕴于大肠，气机受阻，故见后重。有人谓"调气则后重自除"，而白头翁汤中并无理气药物，其所以能去后重者，以其能除湿之故耳。盖湿去则气机得畅，重坠之症，自可缓解。

由此可见，例 1 为虚寒湿盛之带下症，例 2 为脾虚湿盛之泄泻症，例 3 为寒湿下注之淋症。病证不同，同属湿邪为患，虽湿邪所踞之部位不同，而其下坠之症状则一。中医学认为有是证者用是药，故白头翁佐于温补脾肾和燥湿通淋方中，均获良效。

论 "真湿假燥" 证

宗修英先生临证善于以痰湿辨证治疗多科疾病，如脾胃病、肾系疾病、妇科病、神经系统疾病等，凡见具有痰湿之证者，不必拘于何病及病在何脏何腑，皆可以祛痰除湿为主，兼以健脾温阳等法进行辨证论治。宗修英先生称其为"治病必求其本"。宗修英先生认为在临证中发现，皮肤科疾病所见手足皲裂症状，虽表现为掌跖皮肤干燥肥厚、皲裂疼痛，但仍有很多湿象。如掌指、跖趾皮肤皲裂与周边的疱疹、瘙痒并存，或局部皲裂与肢体沉重、手足发胀、不思饮水、便溏、舌胖苔腻等症并存，口干欲饮与皮肤干皲不润等症状并存等。宗修英先生认为此类症状均为"真湿假燥"证之体现，以祛湿法为主治之，方可获效。

例 1：王某，男，46 岁。

初诊：1988 年 3 月 20 日，双手皲裂年余，加重两月。

现症：患者双手掌皮肤干硬瘙痒，用力即干裂、疼痛，双手无汗，喜饮水，素嗜辛辣，有痰，大便稀溏，舌质稍红，苔薄黄根厚，舌下络脉瘀，脉沉缓。

辨证：脾肺欠充，玄府不通，湿滞津郁。

立法：健脾化湿，疏解宣肺，参以解毒。

> **处方：**
>
> | | | | |
> |---|---|---|---|
> | 苍术 12g | 半夏 16g | 苦参 16g | 荆芥 10g |
> | 麻黄 6g | 浮萍 6g | 杏仁 12g | 百部 16g |
> | 桑枝 15g | 桂枝 10g | 鸡血藤 20g | 当归 10g |
> | 川芎 10g | 全蝎 6g | 生姜 3 片 | **10 剂** |

水煎服。

二诊：药后皮肤干裂愈合，手已有汗，能握拳操作，大便正常，唯遗皮肤瘙痒且硬。上方去生姜，加桑枝至 20g，加荷叶 6g，继服 7 剂而获痊愈。

按：宗修英先生认为此例为内真湿而外假燥的"真湿假燥证"，内在本质实为湿盛，外在表现之象为燥证。脾湿不化，湿邪阻滞经络、腠理、皮毛，乃致肺气失宣，玄府郁闭不通。风湿热邪蕴郁肌肤，不得宣泄，使气血津液不能正常输布于腠理皮毛，导致肌肤失养而干燥、皲裂。治宜健脾化湿，疏解宣肺，参以解毒。方中苍术、半夏、苦参健脾化湿、祛风清热为君，荆芥、麻黄、浮萍、杏仁、百部、桑枝、桂枝等疏解宣肺、开窍为臣，鸡血藤、当归、川芎、全蝎等活血行气、通络解毒止痛为佐，生姜解表温中化痰为使。二诊所加荷叶可升发清阳、化湿，增强脾胃升清化湿之功。

例 2：冯某，女，40 岁。

现症：患者近一年来眼干无泪，鼻干无涕，耳道亦干。口咽干燥，每次进食均需水送。口黏酸苦，出门必携壶碗，随时饮用。夜需饮水，每昼夜需饮 4 ~ 5 暖瓶水。语音嘶哑，片时不饮即感舌涩难以转动。每当大笑时自然启唇露齿，但笑毕唇滞于龈齿之间，难复原位，需手助其闭合。患者经西药治疗无效，曾服中药四物汤、六味地黄丸、增液汤、益胃汤、沙参麦冬饮等养血滋阴剂亦未奏效，遂请宗修英先生医治。

宗修英先生仔细询问病情后得知：患者左胁下痛，脘腹辘辘有声；清窍虽干涸难忍，欲多饮，然多饮则脘腹胀满，漾漾欲吐，故实为欲频呷而不欲咽水；手指遇冷则变紫绀刺痛，并手足汗出；声音嘶哑，皮肤干皱不润；大便正常，尿量多；月经周期尚准，血量少而白带多；舌质淡嫩苔少欠津，脉象沉细。

辨证：脾虚湿蕴，水热互结伤阴，肝郁气滞。

立法：健脾化湿，滋阴通阳，疏肝理气。

处方：选用《伤寒杂病论》五苓散合猪苓汤加减。

处方：

| 茯苓 15g | 白术 15g | 猪苓 15g | 阿胶 15g |
| 滑石 20g | 桂枝 6g | 甘草 4g | |

7剂

药后口干减少，微见唾液，眼涩亦轻，稍有眼泪，手指紫冷刺痛亦轻，仍有口苦，再宗原方加减调治月余而愈。

按：前医皆辨此例为阴虚血亏之燥证，见燥即润之、濡之，所选养血滋阴之方药均未见效，何也？宗修英先生认为其原因皆是对燥与湿审辨不清，惑于真湿假燥的缘故。患者胁痛指冷手足汗出者，乃肝脾失和之故；久病脾虚，阳气不达四末，化生无权，故见舌淡脉细，月经量少；肌失濡养故见皮肤干皱；脾虚失运，水湿蕴于中下两焦，故脘腹有水声，漾漾欲吐，欲频呷而不喜引饮，且白带量多。患者所以鼻口咽干燥，片刻不离饮水者，乃脾虚水盛，水热互结，气不化津，津不上承，久则伤阴之故耳。故宗修英先生认为应以健脾化湿，滋阴通阳法治之。五苓散以温阳化气、利湿行水为功，治疗阳不化气、水湿内停之证，猪苓汤滋阴清热利水，治疗水热互结、邪热伤阴之证。二方加减化裁，茯苓、猪苓、白术、桂枝等渗湿利水、健脾温阳理气为君，滑石、泽泻通利小便、泄热于下为臣，阿胶补血滋阴润燥为佐，甘草柔肝疏肝调和诸药为使。

再如我国西北多属高原，水源少，而木草不繁，故医家每谈"因地制宜"时，多以此为例，言东南多病湿，而西北多病燥。宗修英先生1979年赴陕北授课，得以实地考察，发现该地位于黄土高原，河流绝少，土层厚而井水极深，庄稼枯黄，秸短穗微，地理环境实可谓燥矣。宗修英先生在授课之余为当地群众诊病，发现患燥证者固然不少，而患湿证者更多，其病因究竟何在？宗修英先生认为详查当地情况，发现该地居民多住山腰窑洞，洞中五面皆阴，一面向阳。虽在酷暑，一进窑洞中，顿觉凉爽宜人，汗亦即止，少息片刻，暑热尽消。睡卧其中，必加衣被。另外当地喜吃辣椒，大有四川群众之习惯。

宗修英先生认为根据上述情况分析，认为洞穴之中凉气袭人，久处其中，易伤阳气，尤易脾阳受损，湿自内生。故临床患者以头沉如裹，口干不思饮，饥不欲食，食后脘胀，饮后更甚，面肿肢冷，便溏不爽，脉滑或弦，舌胖苔白滑或腻等症状较为常见，或为主症，或为兼症。无怪乎当地喜食辛辣之味以燥其内湿，是有一定道理的。

宗修英先生认为在治疗中体会到，许多湿证患者经他法屡治无效，而一经淡渗、清利、芳化或苦燥法治疗，便效若桴鼓。因久居背阴向阳之地者，寒湿袭人亦为常见。故宗修英先生认为必须认真审证求因，切不可拘泥"西北多燥"之说而一味妄投滋腻之品。凡事不亲身考察，仔细琢磨，而人云亦云，并用于临床，是会一逆再逆的。由此可见，西北地高，则其病多燥证之说，不可一概而论。

（李宝金、李杨帆、王永志）

参考文献

[1] 宗修英.治疗外感发烧病人的体会.中级医刊,1979,(1):15-19.

[2] 宗修英.应用胶红饮治疗崩漏症2例报告.中级医刊,1980,(3):9-10.

[3] 宗修英.月经不调(月经先期)医案按.中国农村医学,1982,(1):55-57.

[4] 宗修英.月经不调(经水后错)医案按.中国农村医学,1982,(2):53-55.

[5] 宗修英.月经不调(月经先后无定期)医案按.中国农村医学,1982,(3):56-57.

[6] 宗修英.痛经医案按.中国农村医学,1982,(4):50-52.

[7] 宗修英.经闭医案按.中国农村医学,1982,(5):59-61.

[8] 宗修英.不孕症医案按.中国农村医学,1982,(6):49-51.

[9] 宗修英.治疗中耳炎验方.中级医刊,1982,(4):59.

[10] 宗修英.治疗一例厥证(角回综合征)的体会.中级医刊,1982,(8):44-45.

[11] 宗修英.应用补中益气汤治疗伤感症.中级医刊,1982,(9):20.

[12] 宗修英.冻疮验方一则.中级医刊,1982,(12):34.

[13] 宗修英.更年期综合征医案按.中国农村医学,1983,(1):59-60.

[14] 宗修英.发热医案按.北京中医杂志,1983,(3):22-23.

[15] 宗修英.因时治疗点滴.北京中医杂志,1985,(1):38-39.

[16] 宗修英.名老中医宗维新.北京中医杂志,1987,(1):10-12.

[17] 宗修英.祛痰法在妇科疾病中的应用.北京中医杂志,1987,(3):3-5.

[18] 宗修英.临证务须详加辨证.中国农村医学,1987,(7):32-33.

[19] 宗修英.老年人暑期防病须知.中国农村医学,1988,(7):47.

[20] 宗修英.祛痰法验案三则.北京中医杂志,1989,(4):8-9.

[21] 宗修英.血小板增多症治验.北京中医杂志,1992,(1):13-14.

[22] 宗文汇,赵喜俊.京都名医宗修英.北京中医,1997,(1):5-8.

[23] 赵喜俊,宗文汇,指导:宗修英.情志与皮肤健美.中国医学美学·美容杂志,1997,
    6(1):47-48.

[24] 赵喜俊,谢燕芳.宗修英治疗多发性脑脓肿的经验.北京中医,2000,(1):3-4.

[25]赵喜俊,谢燕芳,宗文汇.宗修英调治脾胃的学术思想与经验.北京中医,2000,(3):6-8.

[26]谢燕芳,赵喜俊.宗修英治疗痰湿证的学术经验举隅.北京中医,2000,(4):3-5.

[27]谢燕芳,赵喜俊.宗修英教授以祛痰法治疗疑难怪症举隅.中国临床医生,2000,28(4):19-20.

[28]赵喜俊,谢燕芳.宗修英从湿论治脾胃病经验.中医杂志,2000,41(5):270-272.

[29]谢燕芳,赵喜俊.宗修英教授从痰湿论治慢性肾炎的经验.中国医刊,2000,35(5):47-48.

[30]李宝金,宗文汇,杜仪.宗修英重用生白术治疗便秘临床经验.北京中医药,2009,28(2):94-95.